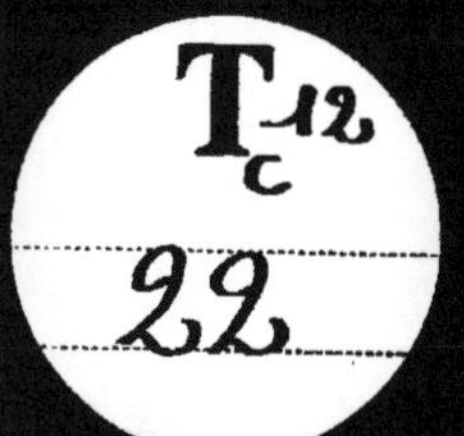

Tc 12
22

AF610130

INTRODUCTION

A L'ÉTUDE DE

L'HYGIÈNE.

FACULTÉ DE MÉDECINE DE MONTPELLIER.

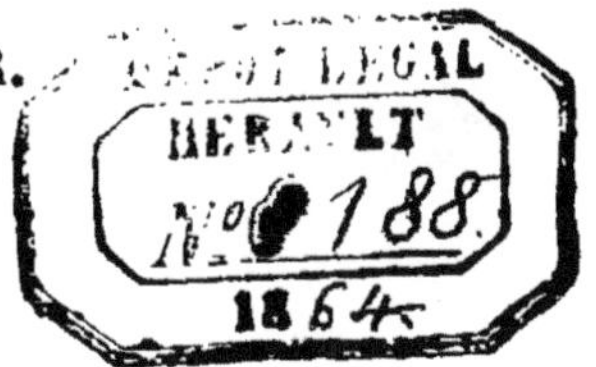

COURS D'HYGIÈNE.

Semestre d'été 1863.

INTRODUCTION
A L'ÉTUDE DE
L'HYGIÈNE,
OU
LEÇONS SUR LA CAUSALITÉ MÉDICALE
DANS SES RAPPORTS AVEC LA SCIENCE HYGIÉNIQUE

(Professées à la Faculté de Médecine de Montpellier);

PAR

Le Dr Henri GUINIER,

Professeur-Agrégé à la Faculté de Médecine de Montpellier, Membre de l'Académie des Sciences et Lettres (Secrétaire de la section de Médecine), de la Société de Médecine et de Chirurgie pratiques et de la Société médicale d'Émulation de la même ville; ancien Chef de Clinique médicale, etc.;

SUPPLÉANT DU PROFESSEUR RIBES.

MONTPELLIER,

CHEZ COULET, LIBRAIRE, GRAND'RUE.

1864.

PUBLICATIONS DE L'AUTEUR

Chez Coulet, *Libraire à Montpellier.*

1° Météorologie médicale (Ébauche d'un plan de). — Grand in-8° de 168 pages. Montpellier, 1857.

2° De la Fièvre intermittente pernicieuse (Note clinique pour servir à l'histoire), etc. — In-8°, Montpellier, 1857.

3° Maladies des reins (Mémoires pour servir à l'histoire des), contenant des considérations thérapeutiques sur le traitement des hydropisies rénales par la diète lactée. — In-8°. Montpellier, 1857.

4° De la Fièvre intermittente pernicieuse, vulgairement appelée *Accès malin,* considérée au point de vue de sa nature, contenant une étude spéciale sur l'Effluve marécageux. — In-8° de 128 pages. Montpellier, 1855.

SOUS PRESSE POUR PARAITRE INCESSAMMENT.

1° Traité de l'Hygiène de la Femme, considérée aux diverses époques de sa vie. — Un fort volume in-8°.

2° Traité de l'Hygiène de l'Enfance à ses diverses périodes. — Un fort volume in-12.

3° Pathologie et Clinique médicale. — Un fort volume grand in-8° de plus de 600 pages.

4° Recherches sur l'opération de la Thoracentèse chez les Enfants, avec plus de trente observations.

5° Étude clinique sur le Carreau, au point de vue de son diagnostic, de son pronostic et de son traitement.

6° Maladies du Larynx, étudiées au moyen du laryngoscope, avec de nombreuses observations.

Voué par goût à l'enseignement dès mon entrée dans la carrière médicale, — je faisais déjà un cours public en 1855; — c'est à vous, mes Auditeurs assidus, à vous dont le zèle studieux encouragea mes premiers efforts, dont le sympathique concours a toujours été pour moi le plus honorable suffrage, c'est à vous, Élèves de Montpellier, mes collaborateurs et mes amis, que je dédie ces Leçons.

En dehors du mercantilisme, et plus spécialement dans le domaine médical, toute publication, tout écrit présente d'ordinaire un but déterminé. Les uns divulguent avec orgueil quelque découverte nouvelle, ou, plus souvent peut-être, quelque vieille vérité rajeunie sous un langage nouveau; les autres, plus nombreux, cherchent la solution de problèmes restés obscurs, ou perfectionnent quelque théorie incomplète. Ceux-ci n'ont d'autre but, évident ou caché, que d'attirer un peu de bruit autour du nom de l'auteur; ceux-là, plus utiles, se bornent à exposer les idées éparses dans la Science, et préparent aux plus jeunes de plus sérieuses lectures.

Les pages suivantes n'ont aucune de ces prétentions.

Improvisées à la hâte, sous l'impitoyable pression d'un règlement qui, dans notre Faculté de médecine, prend l'Agrégé et l'assied, sans préparation préalable, dans la chaire du Professeur, ... écrites au courant de la plume et de la pensée, telles qu'elles ont été dites, ... elles n'auraient jamais affronté la publicité, même restreinte, que je leur destine, sans le concours des circonstances suivantes :

Ces premières leçons du Cours d'Hygiène de 1863 eurent l'honneur d'un accueil sympathique ; plusieurs qui les virent écrites après les avoir entendues, voulurent bien m'en demander l'impression. J'hésitai d'abord, j'hésitai longtemps, les trouvant trop incomplètes et me proposant de leur donner au moins une autre forme. Elles restaient cependant oubliées, attendant toujours de meilleures dispositions de ma part.

Mais un grand événement s'est produit, événement aussi regrettable que prématuré. Le professeur éminent que je remplaçais naguère, M. Ribes, est mort. La chaire sur laquelle je m'asseyais pour un jour est devenue vacante. Un concours (concours, hélas! bien différent de ceux auxquels je dois de tenir en ce moment même la plume) va s'ouvrir pour la nomination du Professeur d'Hygiène de Montpellier. Les ambitions les plus légitimes sont en présence. Quel meilleur prétexte pourrais-je choisir pour vaincre mes hésitations, et satisfaire mes amis? Ne dois-je pas, moi aussi, fournir à ceux qui seront mes juges des éléments d'appréciation? Dans cette question d'une chaire à remplir, ne faut-il pas avant tout, ce semble, donner des preuves d'aptitude à l'Enseignement supérieur?

Quelque périlleuse que puisse être pour moi cette tentative, c'est là l'unique but que j'impose à cette modeste publication.

Et si, pareilles à ces feuilles d'automne

que le vent soulève et fait disparaître, ces Leçons ne rencontrent, au sein de la Faculté, aucune main pour les recueillir et leur donner asile,.... si elles passent sans laisser une trace utile dans l'esprit de mes juges,.... elles resteront du moins comme un témoignage de gratitude et d'affection de ma part, pour les Élèves qui les liront, en souvenir de celles qu'ils ont si religieusement écoutées.

INTRODUCTION

A L'ÉTUDE DE

L'HYGIÈNE.

NOTION GÉNÉRALE DE LA CAUSALITÉ MÉDICALE.

MESSIEURS,

J'avais d'abord été choisi pour tenir la Chaire du regrettable Professeur Golfin; mais le désir d'être agréable à un ami, et, pourquoi ne l'avouerai-je pas, une secrète prédilection pour cette belle science de l'*Hygiène,* si peu connue, si peu étudiée des élèves, et si digne de l'être, m'a fait céder ma place à la Thérapeutique et à la Matière médicale, et préférer cet enseignement.

Or, l'orsqu'il y a à peine quinze jours[1], j'ai été

[1] Ce cours a été commencé le 20 avril, et M. le Professeur Ribes n'avait pas encore demandé un suppléant dans le courant du mois de mars précédent. L'arrêté ministériel porte

officiellement investi de la suppléance de M. le Professeur Ribes, mon premier mouvement a été de m'applaudir d'une désignation qui, en me ramenant au milieu de vous, me permettait de resserrer, par un nouvel enseignement, des liens formés depuis plusieurs années, par des cours libres ou officiels, soit à l'hôpital, soit dans cette même enceinte.

Cependant, Messieurs, une prompte réflexion, est venue tempérer singulièrement la joie que j'éprouve à me rapprocher de vous, en reportant mon esprit sur les conditions de la suppléance dont je suis honoré.

L'Hygiène en effet est une science si vaste, elle exige des connaissances si étendues, que j'ai besoin de sentir ces improvisations encouragées par toute votre indulgence, et, d'autre part, puis-je oublier que je tiens ici la place d'un Maître dont le savoir, le talent d'enseigner, et la parole élégante et facile vous ont, dès longtemps, donné le droit d'être fort exigeants!

C'est donc avec le sentiment profond de la difficulté de la tâche qui m'est imposée que j'aborde

la date du 30 mars, et la lettre d'avis de M. le Doyen celle du 7 avril.

ces leçons ; je m'y dévoue cependant tout entier et sans réserve, persuadé, par une expérience dont je me souviens avec bonheur, que vous me tiendrez compte de mes efforts.

L'Hygiène, Messieurs (υγιεινη, υγεια, santé, de υγιης, sain), a pour terme de ses recherches, d'une part, l'homme vivant, de l'autre, les modificateurs tant internes qu'externes, tant moraux que physiques, et, pour résultat, la vérification du rapport de ces deux termes entre eux. En d'autres termes, l'Hygiène formule les lois qui régissent l'influence des modificateurs de tout ordre sur l'organisme humain, et elle en déduit les règles que l'homme doit suivre pour équilibrer l'action de cette influence, c'est-à-dire pour conserver sa santé.

Mais pour conserver la santé, il faut savoir comment on peut la perdre.

L'étude de la Causalité Médicale doit donc servir d'introduction à celle de l'hygiène proprement dite, et c'est pourquoi je n'hésite pas à consacrer une série de leçons à l'étude des lois qui président à la genèse des maladies, c'est-à-dire à l'étude de la *Pathogénie*. Après avoir établi avec autant de netteté qu'il me sera possible, le véritable caractère, ou, pour parler le langage de Frédéric Bérard, le véritable *génie* de la Causalité médicale, après avoir développé dans quelques applications les prémisses ainsi posées, j'aborderai le véritable objet du cours de cet été, je veux parler de l'*Hygiène de la Femme*.

Aujourd'hui, Messieurs, je vous propose l'étude de la *Pathogénie*, et comme cette question est une de ces questions capitales qui divisent profondément les *Écoles Vitalistes* et les *Écoles Organiciennes*, j'ai besoin de vous présenter sur la notion philosophique des *causes*, quelques considérations sans lesquelles il vous serait bien difficile d'avoir la parfaite intelligence de la question que je me propose d'élucider en ce moment !

Je serai court, je sollicite donc votre plus bienveillante attention.

Felix qui potuit rerum cognoscere causas, s'écriait dans son beau langage le cygne de Mantoue ; en effet, Messieurs, tous les hommes qui, loin de s'arrêter à la surface des choses, sont habitués à aller au fond et à remonter aux sources, savent parfaitement que tout ce qui est initial, tout ce qui touche à l'origine des choses et aux causes premières des phénomènes, est plongé, pour l'œil humain, dans un insondable abîme. Aussi Pascal dit-il excellemment quelque part que *l'homme ne saura jamais le tout de rien*, pensée d'une vérité profonde que Bossuet a exprimée à sa manière lorsqu'il a dit : *L'intelligence humaine est toujours courte par quelque endroit.*

Cet endroit, pour parler comme Bossuet, c'est la Cause Prochaine, la Cause Première de tous les phénomènes. Expliquer un phénomène, ce n'est donc pas en montrer la cause prochaine, une telle explication est impossible, c'est tout simplement marquer sa place dans la série des phénomènes du même ordre et montrer, que, loin d'être un jeu de la nature, sorte d'aérolithe tombé du ciel sans qu'on sache ni pourquoi ni comment, ce phénomène a ses analogues dans la science, analogues auxquels l'observation et l'induction le rattachent par d'irréfragables liens.

L'idée de *cause*, en effet, ne réveille dans notre esprit qu'une idée de *succession* ou de *relation.*

Quand nous voyons un phénomène *succéder* à

un autre, quand de ces deux phénomènes nous voyons l'un apparaître toujours *le premier* et l'autre venir au contraire constamment *le dernier,* la constance de ce rapport nous fait donner à l'un le nom de *cause* et à l'autre le nom d'*effet.*

Ces dénominations de *cause* et d'*effet* ne signalent donc que la constante *priorité* du premier de ces phénomènes et la *postériorité* non moins constante du second.

Cette constance suffit pour que, le phénomène appelé *cause* se présentant, on en déduise le second ; et réciproquement, et, *à fortiori*, pour que l'existence de celui-ci implique nécessairement l'existence de celui-là.

La constance de ces rapports a certainement une raison secrète, mais cette raison, comme tout ce qui se rattache à la nature intime des choses, échappe complétement à notre esprit, en sorte que, je le répète, les *causes* et les *effets* ne nous apparaissent que comme un *fait de succession.*

Mais si les causes et les effets ne nous apparaissent que comme une succession de phénomènes, il s'ensuit que le *second* phénomène, qui est *effet* par rapport au *premier,* sera *cause* par rapport au *troisième* et ainsi de suite jusqu'à la fin, en sorte que la *série des effets* et *des causes* se trouve comprise entre deux phénomènes, l'un *primitif, initial,* et l'autre *ultime, suprême,* en deçà et au delà desquels il est impossible de rien saisir.

La variété presque infinie des effets et des causes se trouve donc, en définitive, limitée par ces deux phénomènes, qui sont, si j'ose ainsi parler, l'*alpha* et l'*oméga* de la causalité.

Renfermé dans cette double limite, l'esprit humain n'en a pas moins un vaste champ ouvert à l'*observation* et à l'*induction* pour déterminer exactement la série entière des phénomènes depuis le premier jusqu'au dernier.

En effet, Messieurs, la Science est imparfaite, tant que la chaîne des causes et des effets reste brisée, la Science n'aura atteint la perfection que le jour où elle aura trouvé et attaché de ses propres mains le dernier anneau de cette chaîne mystérieuse [1].

Voilà, résumée en aussi peu de paroles qu'il m'a

[1] V. le grand *Dictionnaire des Sciences médicales*, art. *Cause*, par Pariset. T. IV.

été possible, la notion philosophique et abstraite de la causalité.

Cette notion s'applique parfaitement aux faits de l'ordre physique, parce que, dans ces faits, la matière est *passive* sous l'action des forces qui la modifient, tandis que, dans l'ordre vital, la matière est douée d'une *activité propre* qui complique singulièrement le problème étiologique, par suite du conflit qui s'établit entre les forces extérieures et les forces organiques.

C'est là, Messieurs, une distinction fondamentale, qui n'avait point échappé à cette philosophie tant décriée et si peu connue du moyen âge, distinction qu'elle exprimait en disant que les forces physiques agissaient *in genere entis*, et les autres forces *in genere moris* : — distinction que l'École Vitaliste de Montpellier formule à sa manière, en disant que la matière *brute* n'a que des *propriétés*, tandis que la matière *vivante* a de véritables *facultés*.

Voilà pourquoi la causalité physique diffère complétement de la causalité pathologique.

Dans la première, en effet, les résultats sont prévus, calculables et immédiats.

Ainsi, qu'une bille d'ivoire vienne à être choquée par une queue de billard, elle se mettra aussitôt en mouvement, et la durée de ce mouvement sera en raison composée de la force d'impulsion et des obstacles que rencontrera la bille, tel que le frottement, par exemple, etc.

Vous savez, en effet, que si la bille ne rencontrait aucun obstacle, si elle ne subissait aucune résistance, alors même que la force représentée par la queue de billard ne serait appliquée à la bille que durant un instant, celle-ci n'en continuerait pas moins de se mouvoir en vertu de ce qu'on nomme en physique la *vitesse acquise*, et conserverait constamment cette même vitesse. Ce fait tient, vous le savez tous, à cette grande loi de l'inertie des corps bruts, loi qui peut être formulée de la manière suivante :

Les corps bruts sont incapables de se donner ou de perdre spontanément le mouvement.

Donc, Messieurs,

1° La matière brute ou morte est dépourvue de toute activité propre;

2° Les effets qui s'y produisent ont lieu immédiatement après l'application de la force, et sont proportionnels à l'intensité de celle-ci;

3° Lorsque ces effets dépendent de plusieurs forces, on peut toujours analyser rigoureusement la part de chacune dans l'effet produit.

Il en est de même en chimie. Mettez en présence, dans des conditions déterminées, un alcali et un acide, il se formera un sel. — Doublez les proportions des deux éléments, et la proportion du sel doublera aussi.

Une fois qu'un chimiste a fait une expérience quelconque, il est assuré de la répéter à volonté, en se plaçant dans des conditions identiques à celles dans lesquelles il a fait sa première expérience, et cette expérience donnera les mêmes résultats à Paris, à Londres et à Saint-Pétersbourg.

Il y a donc là quelque chose de nécessaire; non d'une nécessité évidente, laquelle n'appartient qu'aux mathématiques, mais d'une nécessité expérimentale.

Or, je vous le demande, Messieurs, ces lois de la causalité physique et chimique peuvent-elles être transportées dans le domaine de la causalité pathologique?

En aucune façon, et cela parce que le corps

vivant, au lieu d'être passif au contact des forces qui lui sont appliquées, est, au contraire, éminemment actif; parce qu'il obéit lui-même à des lois qui lui sont propres; et, parce qu'enfin il recèle en lui-même des causes de maladies qui, pour produire tous leurs effets, peuvent fort bien se passer du concours des influences extérieures.

Donc, Messieurs, l'*activité* et l'*autonomie* du système vivant, telles sont les véritables raisons de la prodigieuse difficulté de la pathogénie humaine.

Laissons à ceux que n'a pas éclairés la clinique, à ceux dont toute la science de l'homme se borne à des expérimentations plus ou moins adroites sur des lapins ou des grenouilles, le facile orgueil de vaines théories et de pures hypothèses; laissons-leur ce dédain calculé pour les idées qu'ils ne sauraient comprendre. Pour nous, soyons d'abord médecins, c'est-à-dire instruisons-nous par l'observation directe de l'homme. Non pas que les vivisections ne soient utiles, et je dirai même tout à fait indispensables, non pas que l'étude des fonctions organiques chez les animaux ne jette les lumières les plus vives sur le problème si complexe et si intéressant à la fois des fonctions organiques de l'homme : les admirables découvertes de la Physiologie contemporaine n'ont eu d'autre point de départ, et j'aurai moi-même, dans le courant de ces leçons, à vous en présenter de très-nombreuses applications; mais j'insiste sur cette idée, qu'aux médecins seuls appartient le droit de ces applications elles-mêmes.

La chimie nous montre (*Essai de statique chimique*, Dumas, Paris, 1842, p. 56) qu'avec 72 parties de carbone provenant de la réduction de l'acide carbonique, les plantes, êtres vivants, peuvent former, en s'assimilant diverses portions d'eau, de la cellulose, de l'amidon, de la dextrine, du sucre de cannes, du sucre de lait, du sucre de raisin. La diversité infinie des tempéraments et des constitutions correspond, chez l'homme, à cette variété de produits organiques que les plantes élaborent avec un radical, *le carbone*, et l'eau (V. Michel Levy, t. I, p. 46).

Donc, celui-là seul qui a traité ou vu traiter un grand nombre de malades et tenu compte, dans ses appréciations synthétiques, de tous les détails qu'ils ont présentés, soit dans la succession des phénomènes, soit dans les effets des médications; celui-là seul qui a exploré avec sagacité les conditions dans lesquelles un grand nombre de personnes maintiennent leur santé, noté la limite des ébranlements qu'elles peuvent subir sans dommage, étudié les antécédents qui pèsent sur l'avenir physique des familles et la manière dont chacun de leurs membres se comporte sous l'atteinte des mêmes modificateurs (M. Lévy, p. 47); celui-là seul peut aborder l'enseignement de la science de l'homme; celui-là seul aura autorité pour poser les lois de la santé et de la guérison.

Mais il ne me suffit pas, Messieurs, d'affirmer devant vous la contingence presque infinie des réactions de l'organisme humain sous la pression des causes extérieures, il faut encore prouver cette contingence, et, pour cela, il me suffira de passer rapidement en revue les principaux agents qui, d'une manière ou d'une autre, tendent à modifier le système vivant.

De tous ces agents, je ne connais que ceux que l'on est convenu d'appeler *agents physiques et chimiques*, dont l'action soit constante et inévitable. — Un coup de bâton porté sur le bras d'un homme, par exemple, y produira des altérations variées, depuis la simple contusion des téguments jusqu'à la fracture de l'humérus.

Un morceau de potasse caustique déposé sur un point quelconque de la peau amènera toujours la formation d'une escarre.

Les lésions qui se produisent dans ces deux cas sont des effets physiques subis par nos tissus, et liés d'une manière nécessaire à l'application des agents dont dérivent ces effets.

A côté de ces faits de l'ordre physique et chimique, où toute résistance vitale est évidemment impossible, je place d'autres faits de l'ordre dynamique et dans lesquels néanmoins l'esprit saisit un rapport presque aussi direct, presque aussi infaillible que dans les premiers, entre la cause et l'effet.

Quel agent plus actif et plus certain dans ses résultats que la foudre? Or, un homme que l'on ne saurait accuser d'un vitalisme exagéré, M. Boudin, n'hésite pas à reconnaître la contingence possible de ses effets sur l'homme.

« Il est des personnes, dit-il, qui arrêtent brusquement la communication d'une chaîne électrique et ne ressentent pas la secousse de la machine, lors même qu'elles occupent la seconde place de la file. Nous pensons, avec M. Arago, que, par exception, ces personnes *doivent posséder aussi une certaine immunité par rapport à la foudre*. Chaque degré de conductibilité correspond en temps d'orage à une certaine mesure de danger. L'homme conducteur comme le métal sera aussi souvent foudroyé que le métal; l'homme qui arrêtait la communication dans la chaîne ne sera guère plus exposé que s'il était de verre, de résine. La constitution physique des individus joue donc un rôle important. » (*Annales d'hygiène*, t. LIII (2e série, t. III), p. 413.)

A cet exemple, j'ajouterai ce qui est relatif à l'action de quelques venins et de quelques poisons.

Le Professeur Anglada, dans sa *Toxicologie générale* (ouvrage posthume dont la science doit la publication à M. Ch. Anglada, le Professeur actuel de Pathologie médicale, digne fils d'un tel père), le Professeur Anglada divise les poisons en poisons *chimiques* ou *anti-organiques* (c'est-à-dire désorganisant le composé animal d'une manière essentielle et directe) et en poisons *anti-vitaux*.

« Les uns, dit-il, agissent manifestement sur les organes vivants par des affinités chimiques qui attaquent leur constitution matérielle.

» Les autres, et, ajoute le Professeur de Montpellier, c'est de beaucoup le plus grand nombre, semblent n'exercer directement leur influence pernicieuse que sur le dynamisme vital. Ils détruisent la vie *bien moins en attaquant la texture des organes qu'en sapant les forces vitales qui les animent.* Si, dans quelques cas, la désorganisation survient, tout induit à penser qu'elle n'est qu'un effet consécutif et réfléchi de l'impression faite par le toxique sur la susceptibilité vitale. Aussi cette désorganisation, caractérisée par des escarres, des ulcérations, etc., peut se montrer loin du lieu d'application ou même ne point se manifester, sans que les résultats en soient moins funestes. »

« Ces poisons peuvent être appelés *anti-vitaux*, attendu que leur action toxique n'est point subordonnée à une action chimique s'exerçant sur les tissus organiques, mais bien à une propriété antipathique de la vie dont on ignore la nature, mais dont on constate les effets. Ils sont le plus souvent tout à fait impuissants pour déranger la constitution chimique ou la texture du cadavre ; leur violence ne se montre qu'autant qu'ils agissent sur le système vivant, en tant que vivant. »

Eh bien ! Messieurs, parmi ces poisons auxquels Anglada donne le nom d'*anti-vitaux*, quelle que soit, du reste, l'opinion que l'on se forme sur la manière dont il caractérise leur action, il en est qui subjuguent, qui dépriment la vie aussi sûrement que les agents physiques ou chimiques.

Ainsi vous connaissez tous l'action promptement délétère de l'acide hydro-cyanique, de l'upas-tieuté, du curare, des fruits et du suc du mancenillier, voire même des émanations de cet arbre.

Vous savez aussi que les morsures de serpent à sonnettes sont presque immédiatement mortelles, et qu'elles sont également mortelles pour cet animal lorsqu'il vient à se mordre lui-même.

Cependant, malgré l'effroyable énergie de ces agents, déjà les lois particulières à la causalité médicale commencent à se montrer ici ; car l'action de ces puissants toxiques, au lieu d'être absolue comme celle des modificateurs physiques et chimiques, varie beaucoup.

Elle varie : 1° selon le lieu d'application des puissances toxiques, 2° selon les espèces animales qui la subissent, et 3° selon diverses circonstances particulières.

Rendons plus clairs par quelques exemples les principes qui ont été parfaitement posés par Anglada.

1° Le venin de la vipère qui, déposé dans une plaie, donne lieu aux accidents les plus fâcheux, et souvent même à la mort, est parfaitement innocent quand il est avalé et porté dans l'estomac.

Ces différences dans l'action d'un même venin, suivant le lieu d'application, ont été constatées par Redi et vérifiées par Mead, Fontana, etc. Dans son *Traité des maladies des nerfs*, Tissot raconte qu'un certain Cozzi, *vipérier* du grand-duc de Toscane, pouvait avaler impunément jusqu'à 4 grammes du venin de la vipère ; or, vous savez tous que quelques gouttes de cette humeur toxique insérées dans une plaie faite à un animal, le font périr en quelques instants [1].

[1] C'est un fait connu généralement, que beaucoup de poisons, très-actifs si on les applique sur une plaie, tels que l'huile de tabac, le venin de la vipère, etc., ne produisent aucun mauvais effet quand on les avale, *soit que le mélange avec la salive les affaiblisse, soit que cette salive ne soit pas leur menstrue et qu'ils aient besoin de celui du sang même pour développer toute leur action.* C'est sur ce principe

Il paraît même, d'après Anglada, que le venin des serpents et certains poisons des plus violents produiraient la même variété d'effets; et M. Coindet, s'il faut l'en croire, se serait même convaincu par l'expérience que le virus rabique serait dans le même cas que le venin de la vipère; tandis qu'une gouttelette de l'écume d'un animal enragé, introduite sous l'épiderme, suffit pour communiquer l'hydrophobie, à quelque dose qu'il ait fait avaler cette écume à des chiens, jamais ils n'ont présenté aucun symptôme de rage. (*Bibl. univ.*, t. III, p. 68, 1823.)

Depuis la publication du livre d'Anglada, M. le Professeur Boyer, alors à la Faculté de Strasbourg, a communiqué à l'Académie des sciences les résultats de recherches et d'expériences personnelles, qui, en confirmant les faits observés par Rédi, Mead et Fontana, relativement à l'action du venin de la vipère, ont fait faire un pas de plus à la

bien connu des Anciens par l'expérience, que les Marses et les Psylliens suçaient les plaies des soldats Romains au moment où ils venaient d'être mordus par les serpents vénimeux de l'Afrique.

(V. Tissot. *Traité des nerfs*, etc. Paris, 1778. Tome I, part. II, art. x. *Des effets des poisons*, p. 34.)

science, par l'explication satisfaisante qu'elles ont fourni de ces faits.

En effet, M. le Professeur Boyer s'est assuré que l'innocuité de l'ingestion du venin de la vipère dans l'estomac, dépend de la présence du suc gastrique, qui a la propriété de décomposer ce venin et d'en neutraliser les effets.

Et ce qui prouve bien que les choses se passent ainsi, c'est qu'en mélangeant dans des proportions diverses le suc gastrique et le venin de la vipère, avant d'inoculer ce mélange dans une plaie, l'ingénieux observateur s'est assuré par des expériences répétées, qu'il dépendait de lui de diminuer les accidents toxiques, de les retarder et même de les empêcher entièrement, selon la dose du suc gastrique employée.

Si des expériences analogues donnaient la même interprétation aux autres faits dont je viens de parler, et notamment à ceux de Coindet, sur les effets différents du virus rabique, il en faudrait conclure que la différence du lieu d'application des poisons ne mérite pas l'importance que lui attribuait Anglada.

2° Mais il n'en est pas de même du second principe que j'ai posé, touchant les différences des effets que produisent les poisons, selon les espèces animales soumises à leur action.

Ici, Messieurs, les faits abondent, et je n'éprouve d'autres embarras que celui du choix des exemples.

Ainsi l'aconit tue les loups, tandis que les chevaux broutent impunément cette plante.

Les étourneaux se nourrissent de graines de ciguë *(Conium maculatum)*, les faisans mangent la pomme épineuse *(Datura Stramonium)*, les porcs la racine de jusquiame *(Hyosciamus)*. Or, vous savez tous que ces végétaux constituent pour l'homme autant de poisons.

Les chèvres et les corneilles engraissent en absorbant de l'ellébore, qui est pour l'homme un violent drastique.

Et il faut, Messieurs, que des faits de ce genre aient depuis longtemps frappé l'attention des observateurs, car on les trouve rappelés dans le poëme *De naturâ rerum* par Lucrèce, ce chantre élégant des frivoles et désolantes doctrines d'Épicure :

Quippe videre licet pinguescere sæpe cicutâ
Barbigeras pecudes, homini quæ est acre venenum.

Par contre, on sert tous les jours sur nos tables

le persil et le poivre, lesquels empoisonnent, le premier les oiseaux, le second les porcs.

Mais un des faits qui mettent le mieux en lumière les différences que nous signalons, est le suivant, qui a été rapporté en 1820, dans la *Bibliothèque universelle de Genève*, et dont un cas analogue était récemment publié par les journaux.

A Genève, le propriétaire d'un bel éléphant, ne pouvant s'en rendre maître, et redoutant son état d'insurrection que favorisait l'orgasme du printemps, se vit forcé d'en faire le sacrifice à la sûreté publique.

On fit prendre d'abord à l'animal quatre-vingt-dix grammes (90.0) d'acide prussique, mélangé avec deux cent soixante et dix grammes (270.0) d'eau-de-vie, boisson dont l'éléphant était très-friand. — Il l'avala parfaitement, mais n'en éprouva absolument aucun effet.

Alors on pétrit avec du sucre et du miel quatre-vingt-dix grammes (90.0) d'acide arsénieux, qu'on fit avaler au redoutable animal. L'arsenic ne réussit pas mieux que l'acide cyanhydrique. Cependant, l'excitation de l'éléphant, excitation qui semblait devoir assurer l'action de ces hautes doses de poison, persistant toujours, on fut obligé de conduire l'animal hors des murs de la ville, et, à défaut des balles à pointe d'acier ou des balles fulminantes inventées de nos jours, et utilisées dans les grandes chasses au lion d'Afrique, de le tuer à coups de canon. (V. pour ces faits Anglada, *loc. cit. passim*).

3° Enfin, et c'est là le troisième principe que j'ai posé, l'action des poisons varie selon certaines circonstances particulières.

Ces circonstances doivent être rattachées à l'état de santé ou de maladie, aux idiosyncrasies, à l'habitude, etc.

Remarquez bien, je vous prie, Messieurs, que dans les faits dont j'ai à vous entretenir en ce moment, le poison est le même, l'espèce animale la même, le lieu d'application le même aussi, et que cependant les effets varient prodigieusement.

a. Différence de l'action des poisons selon l'état de santé ou de maladie. — Fodéré a très-judicieusement démontré, par des expériences faites sur lui-même [1], que *l'homme malade suit d'autres lois que l'homme sain,* observation majeure qui prouve que l'état pathologique doit être étudié directement et

[1] *Médecine légale*, t. III, p. 479, 1813.

en lui-même, au lieu de n'être étudié que d'après des analogies physiologiques.

Le docteur Fordyce, qui a proposé, au commencement de ce siècle, l'arsenic et le cuivre pour la guérison des fièvres intermittentes, assure que les mêmes doses de ces substances qui sont très-bien supportées par des personnes malades, administrées à des sujets bien portants, produisent dans l'estomac des accidents très-graves et même la mort. De très-nombreuses expériences faites dans ces derniers temps, et dont quelques-unes vous ont eus pour témoins, confirment ces assertions.

Tous les praticiens savent la tolérance remarquable que présentent les malades atteints de fièvre pernicieuse pour de hautes doses de sulfate de quinine, celle non moins remarquable des phlegmasies viscérales pour de hautes doses de tartre stibié, celle enfin que favorise le délire nerveux, et particulièrement le tétanos, pour de grandes doses d'opium.

Je trouve dans les comptes rendus des cliniques médicales de l'hôtel Dieu St-Éloi le fait curieux d'un malade atteint d'un tremblement mercuriel, et chez lequel on arriva à faire prendre 57 centigrammes (15 grains) d'opium par jour, non-seulement sans aucun accident fâcheux, mais encore avec le plus grand succès.

Tous les médecins aliénistes emploient chez leurs malheureux pensionnaires des doses de belladonne et d'autres solanées vireuses qui paraissent incroyables.

D'où nous pouvons logiquement conclure que la manière dont le système vivant ressent l'action des remèdes, est évidemment en rapport avec le caractère des modifications que la maladie lui a fait subir. En effet, comment pourrait-on, par exemple, deviner la vertu antipériodique du quinquina, si on n'a essayé ce médicament dans les affections périodiques?

Ce point de philosophie thérapeutique nous permet, en passant, d'apprécier comme elle le mérite cette tendance, aujourd'hui très-répandue, à étudier l'action des substances médicamenteuses en les essayant sur l'homme en santé.

Que penser, après cela, quand au lieu de l'homme lui-même, ce sont les animaux, et même les plus éloignés de lui dans l'échelle zoologique, que l'on prend pour point de comparaison?

Certes, Messieurs, je suis loin de blâmer les expériences physiologiques sur les chiens, les lapins ou les grenouilles; on sait trop, je vous l'ai déjà dit, les services réels et incontestés qu'elles ont rendus et rendent tous les jours à l'étude des fonctions de l'homme à l'état normal. Mais vous me permettrez, au nom du bon sens pratique, de protester hautement contre cette prétention excessive qui, en introduisant ces mêmes expérimentations physiologiques des animaux dans l'élucidation du problème de la pathologie et de la thérapeuthique humaine, ne tend à rien moins qu'à établir l'assimilation la plus complète entre les conséquences des premières, et les phénomènes médicaux auxquels je viens de faire allusion.

b. Différences dans l'action des poisons relatives aux idiosyncrasies. — Barthez en a réuni plusieurs exemples remarquables et non contestés dans ses *Nouveaux éléments de la science de l'homme.*

Je me bornerai à en citer un qui est peu connu, et que j'emprunte aux *Annales* de *l'ancienne Société* de *médecine pratique* de *Montpellier*, où il a été publié par M. Amoreux. (Tom. XXII, p. 255.)

Voici ce fait, qui seul suffira à vous prouver combien la science médicale doit prendre en sérieuse considération ces dispositions spéciales et mystérieuses du corps vivant, désignées sous le nom d'*idiosyncrasies*.

Par suite d'un malentendu, deux jeunes personnes furent empoisonnées par les cantharides; l'une fort délicate et atteinte d'une phthisie héréditaire, prit environ 60 grammes (2 onces) de poudre de cantharides, et n'en éprouva qu'une légère chaleur au gosier et quelques ardeurs d'urine, que le médecin dissipa très-aisément; — l'autre, qui jouissait d'une brillante santé, et qui n'avait pris du prétendu remède qu'une pincée, pour encourager son aînée à surmonter sa répugnance, l'autre, dis-je, succomba en proie aux accidents les plus violents.

J'ai moi-même soigné une dame de plus de cinquante ans, délicate, très-sujette aux dérangements d'entrailles, depuis une forte atteinte de choléra contractée en 1854, chez laquelle, un vingtième de grain de Belladonne produisit des effets si violents (dilatation extrême de la pupille, vomissements, etc.), que je fus obligé de suspendre le reremède.

Enfin, peu de médicaments présentent plus de variabilité dans leur action que le protochlorure de mercure ou calomel. Il est des malades chez lesquels les moindres doses du sel de mercure amènent de la salivation et même des ulcérations gengivales, tandis que d'autres prennent impunément les mêmes doses, et font cela pendant longtemps, sans en éprouver aucun inconvénient.

c. Différences relatives à l'habitude. — Personne n'ignore que l'habitude peut émousser, au point de la rendre entièrement innocente, l'action des poisons *anti-vitaux* sur l'organisme vivant.

Vous connaissez tous l'exemple classique de Mithridate, qui, détrôné par ses soldats, et ayant pris deux fois inutilement du poison, fut réduit, selon les uns, à se percer de son épée, et, selon d'autres, à demander ce suprême service à un gaulois qui lui était resté fidèle.

Quant aux moyens à l'aide desquels Mithridate acquit cette tolérance à l'égard des substances toxiques, Galien prétend que ce fut par l'usage longtemps continué de petites doses de thériaque; mais on sait parfaitement aujourd'hui, qu'il n'existe pas d'antidote capable de neutraliser ainsi les effets de plusieurs poisons. Il est plus naturel de supposer que le nombre des poisons alors généralement employés étant assez borné, le roi du Pont put s'habituer graduellement à l'influence de chacun d'eux.

Le prédécesseur de M. le professeur Martins, M. Delile, a connu à New-York un individu qui était arrivé à prendre chaque jour 4 grammes de deutochlorure de mercure (sublimé corrosif), à titre d'excitant des forces digestives. (V. Anglada, *loc. cit.*)

Je connais le fait d'une demoiselle d'Annonay, qui, à la suite d'un long et fréquent usage d'éther, pour une affection nerveuse compliquée dont elle était atteinte depuis plusieurs années, était parvenue à consommer jusqu'à 120 grammes d'éther par jour.

Tout le monde sait les énormes doses de médicaments et le régime spécial, que l'on dut employer chez les soldats russes, dans les hôpitaux de Paris, lors de l'invasion étrangère (1814), remèdes et régime qui auraient infailliblement tué nos malades nationaux.

Dans tous ces faits, dont il me serait extrêmement facile de grossir le nombre, on voit sans doute, entre l'application des agents toxiques et les résultats de cette application, un rapport direct et immédiat ; cependant les conditions de genre, d'espèce, de siége, et jusqu'aux dispositions individuelles auxquelles cette action est soumise, nous révèlent déjà la présence de la vie et de ses manières d'être particulières.

Il n'est pas même jusqu'aux lésions purement physiques ou chimiques, où la vie n'intervienne, car indépendamment des effets matériels produits par les agents dont nous parlons, et qui sont exactement calculables, il en est d'autres, qu'il est impossible de déterminer sûrement *à priori*, je veux parler de la réaction que suscite l'organisme en présence de ces causes de trouble ou de mort. Ces faits là n'ont besoin que d'être indiqués.

Il est des personnes chez lesquelles les plaies se cicatrisent avec la plus grande facilité, et d'autres chez lesquelles la moindre écorchure donne lieu à d'interminables suppurations.

Toutes les fractures ne se consolident pas avec la même régularité, chez les uns le cal est rapide, chez les autres il est d'une lenteur quelquefois désespérante ; il n'est pas rare d'observer des cas de non consolidation définitive.

Je ne veux pas insister davantage sur des faits de notoriété vulgaire, mais, pour résumer en un seul exemple cette difficulté du pronostic traumatique, je vous demande la permission de vous citer un fait qui s'est passé sous mes yeux.

Un jeune Corse de vingt-deux ans, portait une petite ulcération chronique sur la région sternale ; il jouissait d'ailleurs, non-seulement de l'intégrité parfaite de toutes ses fonctions, mais encore d'un caractère expansif et joyeux, qui lui laissait supporter gaiement le service militaire ; il se présente dans une clinique de chirurgie où je remplissais les fonctions d'externe, pour se faire guérir de sa petite plaie, devenue pour lui l'occasion d'une incommode malpropreté. Le chef de service, après quelques jours d'observation, se décide à rafraîchir avec le bistouri les lèvres de la solution de continuité, espérant ainsi l'aviver et amener une prompte cicatrisation. Qu'arrivait-il huit jours après, jour pour jour ? Le jeune malade succombait à une infection purulente, qui avait pris naissance d'une manière évidente dans le foyer de suppuration de cette plaie de dix millimètres, point de départ de tous les accidents. Or, l'infection purulente, pas plus qu'aucune autre épidémie de mauvaise nature, ne régnait dans les salles où se trouvait le malade. Contre toutes les prévisions, l'opération la plus inoffensive avait provoqué une maladie mortelle.

Mais voici une autre catégorie de faits, dans lesquels la causalité pathologique se sépare d'une manière bien plus tranchée de la causalité physique.

Il s'agit, ici, du mode d'action des virus et des miasmes.

Un trait qui rapproche ces faits de ceux de la première catégorie relatifs aux poisons et aux venins, c'est la constante identité des effets produits par les miasmes et les virus, identité constante, du moins dans ce que ces effets ont d'essentiel et de vraiment spécifique.

Ainsi la peste, la fièvre jaune, le choléra, le typhus, la fièvre pernicieuse, la syphilis, la variole, la vaccine, la rougeole, la scarlatine, la rage, la morve, le charbon, la teigne, etc., etc., seront toujours des États morbides parfaitement distincts, parfaitement spécifiques, comme les semences mortifères, miasmatiques ou virulentes, dont elles émanent.

Il y a donc, dans toutes ces maladies, une circonstance commune qui permet de remonter facilement de l'effet à la cause.

Mais aussi que de différences sous d'autres rapports fort importants !

Ainsi, il ne suffit pas que ces miasmes ou ces virus soient mis en contact avec le corps vivant, selon les conditions reconnues par l'expérience comme les plus favorables à leur action, pour que cette action s'accomplisse. Il y a des individus qui s'exposent journellement à contracter la vérole, sans en être jamais atteints, et qui jouissent à cet égard d'une immunité qui, pour être rare, n'en est pas moins incontestable ; — il y a des individus qui se montrent constamment réfractaires, soit aux émanations varioliques, soit à l'action du vaccin, méthodiquement inséré sous l'épiderme ; — les morsures d'un animal enragé n'amènent pas fatalement le développement de l'hydrophobie ; — et que de maladies contagieuses auxquelles nous exposent journellement les devoirs de la profession et auxquelles nous échappons avec une telle persévérance, que l'immunité professionnelle passe, pour le vulgaire, pour une réalité !

Et ce que je dis des maladies virulentes, je puis

le dire, *à fortiori*, de l'influence des causes miasmatiques, et il est heureux qu'il en soit ainsi; car si tous ceux qui se trouvent dans la sphère d'action d'une cause miasmatique, subissaient fatalement cette action, la mortalité serait vraiment épouvantable, et l'esprit ne peut s'arrêter sans frémir à l'idée de la dépopulation dont le monde entier aurait été plusieurs fois frappé, si le germe mystérieux des Grandes Épidémies s'était infailliblement développé chez toutes les personnes soumises à son influence.

Non-seulement les semences miasmatiques et virulentes n'exercent pas une action dominatrice sur le corps vivant, mais encore, lorsqu'elles parviennent à germer au sein de l'organisme, cette germination elle-même présente de grandes variétés, soit d'une maladie à une autre, soit dans la même maladie, sous le rapport du temps nécessaire à son accomplissement.

Vous devinez sans peine, Messieurs, que je veux parler de ce phénomène, de cette période des maladies désignée sous le nom d'*incubation*.

Dans les affections miasmatiques, cette période ne dure ordinairement que quelques jours; cependant elle peut se prolonger plus longtemps. Ainsi, dans une thèse pleine d'intérêt, soutenue à Montpellier en 1843, M. Bertulus rapporte qu'il a vu l'incubation de la *fièvre jaune* dépasser trois semaines.

La période d'incubation des affections virulentes est infiniment plus variable. Elle peut s'accomplir en un ou plusieurs jours, comme aussi durer des mois et peut-être encore des années.

Il y a, dans les journaux de médecine, des observations de malades qui n'ont eu la rage que plusieurs mois, un an même, après avoir été mordus par un chien enragé.

Ces faits-là ne sont ni nouveaux, ni très-rares; on en trouve déjà un dans Galien.

Mais il n'en est pas de même d'un fait qui nous a été transmis par Fabrice de Hilden.

Il s'agit d'une dame chez laquelle les premiers symptômes de la rage ne se seraient manifestés que plusieurs années après l'accident primitif, se seraient dissipés bientôt, et seraient revenus ainsi pendant 30 ans, tous les 7 ans.

J'avoue néanmoins que je n'ai pas une foi assez complète dans l'esprit d'observation de Fabrice de Hilden, pour regarder ce dernier fait comme un exemple de rage communiquée.

Indépendamment du long intervalle qui sépare les accidents hydrophobiques de l'époque de la morsure, la répétition et l'innocuité de ces accidents m'inclinent à penser qu'il s'agit plutôt ici de symptômes rabiformes étrangers à toute infection virulente, et qui ne sont pas très-rares dans les affections hystériques.

J'avouerai même encore que l'authenticité de cette observation me paraît un peu suspecte.

Quoi qu'il en soit de ce cas particulier, je conclus que si, dans cette seconde catégorie de faits, l'action des causes morbifiques n'est pas constante comme dans la première, il y a du moins entre ces deux catégories, ce point de contact, et si je puis ainsi parler, ce trait d'union, que, dans les faits compris dans la deuxième, lorsqu'un résultat est produit, ce résultat est constamment le même.

Nous arrivons maintenant à une troisième et dernière catégorie de faits, dans laquelle il est impossible de saisir aucun lien bien nécessaire entre les causes et les effets, comme on le voit dans la première; — pas plus que ces effets, lorsqu'ils surviennent, ne présentent de physionomie commune, comme vous venez de le voir pour les maladies miasmatiques et virulentes.

Il s'agit ici du froid, du chaud, de l'humidité, de l'action de courir dans une direction opposée au vent, ou de boire de l'eau froide pendant qu'on est en sueur, des vives émotions morales, etc., etc.

Eh bien, Messieurs, ai-je besoin de vous dire que toutes ces circonstances peuvent également être ou n'être pas suivies de maladie, et que lorsque des maladies surviennent à leur suite, elles n'offrent rien de tranché, rien de constant, rien de spécifique qui permette de remonter de l'effet à la cause ?

Ces influences diverses ne contiennent donc pas en elles-mêmes la raison des États morbides qu'on les accuse tous les jours d'avoir produits, et pour que ces États morbides se manifestent à la suite de ces influences extérieures, il faut que celles-ci aient rencontré dans l'organisme vivant une *opportunité*, résultat de dispositions originelles ou acquises, sans lesquelles elles seraient toujours restées impuissantes.

C'est pour n'avoir pas suffisamment réfléchi à ce fait capital, qui domine toute la pathogénie, que tant d'auteurs émettent, tous les jours, sur la formation des maladies, de si mesquines et de si vulgaires idées.

Pourrait-il en être autrement de la part d'écrivains, qui, méconnaissant le véritable génie de la médecine, rêvent pour elle les destinées des sciences physiques?

Aussi les voyons-nous invoquer avec une simplicité des plus naïves, à propos des Affections les plus différentes, l'influence banale des mêmes agents extérieurs; sans paraître se douter qu'au contact de l'organisme cette influence rencontre des forces dont la réaction ne peut être ni affirmée ni calculée; sans se douter que c'est moins aux agents extérieurs qu'aux *dispositions propres de l'organisme*, qu'il faut demander souvent la raison de résultats si différents, alors qu'ils semblaient devoir être identiques.

Messieurs, en commençant cette leçon, je vous parlais de la prodigieuse difficulté de la pathogénie. — Après l'étude générale que je viens de faire avec vous de la Causalité Pathologique, vous devez voir si j'ai rien exagéré et si je ne suis pas déjà en droit d'affirmer que l'étude des causes est la plus obscure et la plus ardue du problème médical.

Était-ce une raison pour déserter cette étude? Je

ne l'ai pas pensé, seulement je l'aborde avec cette prudente réserve qui peut seule me faire espérer d'éviter les écueils nombreux dont la route est semée.

S'il est vrai, ainsi que le disait, il y a plusieurs années, un homme d'État illustre, M. Guizot, que ce soit le *métier des gouvernements de faire des choses difficiles,* osons le dire, Messieurs, c'est aussi le métier des médecins.

Mais, — et c'est là une vérité dont il faut se souvenir aux heures où l'âme, aux prises avec d'incessantes difficultés, sent parfois défaillir son courage, — la difficulté de notre science en fait la grandeur intellectuelle, de même que le but de notre art, qui est le soulagement de l'humanité souffrante, en fait la grandeur morale.

Et c'est sans doute cette double grandeur morale et intellectuelle de la profession médicale, qui arrachait à Hippocrate ce cri d'enthousiasme :

Ιητηρ φιλοσοφος ἰσόθεος !

Le médecin philosophe est un être vraiment divin.

DE LA PRÉDISPOSITION AUX MALADIES.

Messieurs,

Je me suis efforcé, dans ma dernière leçon, de rendre évidente la distinction qui sépare la causalité *physique* de la causalité *médicale*.

Dans la première, les effets sont prévus, calculables et immédiats;

Dans la seconde, l'intervention de l'*activité* et de l'*autonomie* du système vivant complique singulièrement le problème.

En d'autres termes, *régularité* constante des effets, dans le premier cas; *contingence*, dans le second.

Vous avez vu combien varie l'action des modificateurs toxiques sur le corps vivant, selon les espèces animales qui la subissent, selon l'état de santé ou de maladie, selon les aptitudes individuelles ou l'idiosyncrasie, selon l'habitude, etc.

Je vous ai montré que, même dans les lésions purement physiques et chimiques, la vie intervient manifestement dans la *réaction* qui les suit, de façon à ce qu'il soit impossible d'en calculer *à priori* les effets.

A l'action des virus et des miasmes, j'ai emprunté une preuve de plus de la contingence des faits vitaux; car si cette action eût été fatale et nécessaire, si l'influence de ces agents n'avait été heureusement équilibrée et vaincue par les résistances de l'organisme vivant, comment la population de la terre aurait-elle pu résister aux grandes épidémies qui ont plusieurs fois parcouru le monde, où serions-nous nous-mêmes, sous la permanente influence de ces mêmes virus et de ces miasmes au milieu desquels nous vivons?

Enfin, le rapide examen des circonstances accidentelles et communes, c'est-à-dire du froid, du chaud, de l'humidité, des vives émotions, etc., nous a permis de confirmer nos prémisses, et nous a fait voir combien peu ces influences diverses contiennent en elles-mêmes la raison des états morbides qu'on les accuse tous les jours de produire, combien surtout elles seraient impuissantes si elles ne rencontraient dans l'organisme vivant une *opportunité*, une *réceptivité nécessaire*, résultat de *dispositions* originelles ou acquises.

Avant d'aller plus loin, permettez-moi de déduire, de tout ce qui précède et des développements dans lesquels je suis entré dans ma dernière leçon, quelques définitions qui vous paraîtront aujourd'hui d'autant plus claires qu'elles ne seront que des corollaires de principes déjà démontrés.

Il s'agit donc de fixer le sens que l'on doit attacher aux expressions de causes *déterminantes*, causes *spécifiques*, causes *prédisposantes*, causes *occasionnelles*, causes *prochaines*.

1° Les causes *déterminantes*, *efficientes*, ou, comme les appelaient les Anciens, *évidentes*, sont celles dont l'application au corps vivant est *constamment* et *promptement* suivie d'effet, sans que le concours des *dispositions* particulières au corps vivant soit nécessaire.

Je ne vois guère que les causes traumatiques, les agents physiques et chimiques qui méritent d'être classés dans cette première catégorie.

2° Les causes *spécifiques* sont celles qui donnent toujours lieu à la même maladie, lorsque leur action est suivie d'effet.

Les virus en sont les types.

3° Les causes *prédisposantes*, en partie désignées par les Anciens sous le nom de *causes antécédentes*, sont celles qui ne contiennent pas en elles-mêmes la raison d'une maladie, mais dont l'action se borne à préparer le développement d'une ou plusieurs maladies.

Les conditions héréditaires, les tempéraments, la manière de vivre habituelle, en fournissent des exemples.

4° Les causes *occasionnelles* sont celles qui, au lieu d'agir lentement comme les précédentes, exercent, au contraire, une action brusque, ou du moins de courte durée, et dont les conséquences dépendent généralement des dispositions antérieures des individus soumis à leur influence.

Toutes les causes peuvent être occasionnelles.

5° Enfin, les causes *prochaines* ou *essentielles* des maladies ne méritent pas précisément le nom de *causes,* puisqu'elles sont la maladie elle-même ou plutôt l'*Affection*. L'Affection est sans doute *cause* par rapport aux symptômes dont l'ensemble constitue la maladie, dans le langage de l'École de Montpellier ; mais lorsque, pour me servir d'une expression familière à Harvée et à Bordeu, lorsque le système vivant a *conçu* une Affection, l'État morbide existe dans ce qu'il a d'essentiel, et le champ de la pathogénie est presque fermé.

Retenez donc bien, Messieurs, que la cause prochaine est ce que nous appelons ici l'*Affection*.

Ainsi, quelle est la cause prochaine de la variole ? Ce n'est pas le *virus* variolique, puisque, outre que ce virus n'est pas nécessaire, son insertion n'est pas toujours suivie de la maladie. Cette cause prochaine doit être recherchée dans la modification anormale et morbide de l'organisme vivant, laquelle aboutit à l'éclosion de l'ensemble des phénomènes constitutifs de la variole. Cette modification morbide n'est autre que l'Affection varioleuse elle-même, et elle existe, durant toute la période d'incubation, alors que rien encore ne la traduit ou ne l'exprime au dehors.

Ces définitions une fois posées, je dis que, si vous les rapprochez de ce que nous avons établi, dans ma dernière leçon, touchant le mode d'action des causes, vous vous convaincrez aisément, qu'à parler rigoureusement, les causes *efficientes* se réduisent aux agents physiques et chimiques, et que toutes les autres ne sont, à vrai dire, que des causes *prédisposantes* ou *occasionnelles*, puisque leur action n'a rien d'absolu ni de calculable *à priori*.

Une seconde remarque qui n'est pas sans importance, c'est que les causes *prédisposantes* et les causes *occasionnelles*, ne constituent pas une dichotomie parfaitement tranchée, et ne forment pas, les unes par rapport aux autres, une antithèse constante et absolue.

Ainsi, l'action du *froid* et de l'*humidité* sera *cause prédisposante* ou *cause occasionnelle*, et amènera, par exemple, une *affection scrofuleuse* ou un *catarrhe* selon qu'elle s'exercera pendant longtemps sur un individu, ou que cet individu n'y aura été exposé que d'une manière transitoire.

Ainsi l'influence *prolongée* d'une température *chaude* et *sèche* amènera une *hépatite* chronique, tandis que sous cette influence, exercée pendant quelques *heures* seulement, on verra une *méningite* faire explosion.

Il résulte de là, qu'à moins de parler des causes spécifiques, la valeur d'une cause en pathogénie doit s'estimer beaucoup moins par la considération de cette cause elle-même que par l'étude des circonstances qui se rattachent à son mode d'action.

J'ajoute qu'en étudiant ainsi toutes les causes qui ont concouru à la formation d'une maladie, on parvient à spécifier parfaitement cette maladie, et c'est dans ce sens que Thierry, praticien judicieux et savant du dernier siècle, a dit quelque part dans sa *Médecine expérimentale* : Aux yeux du praticien il n'y a pas de maladie ; il n'y a que des individus malades.

C'est qu'en effet, il y a, au point de vue du traitement, autant de maladies que d'individus ; et cela, parce que, si les causes occasionnelles, si les principaux symptômes se ressemblent, l'ensemble des causes qui ont préparé ces maladies, et qui donnent à l'Affection sa nature propre, son véritable cachet, l'ensemble de ces causes, dis-je, a agi différemment suivant chaque individu.

Racine et Pradon faisaient des tragédies ; l'un et l'autre avaient pu composer une *Phèdre ;* mais le grand poëte disait avec raison de son indigne rival : *Ce qui me distingue de Pradon, c'est que je sais écrire.* Les grands médecins et les médecins médiocres font les uns et les autres des diagnostics, et mettent à peu près de la même façon un nom sur une pneumonie, une péritonite ou un rhumatisme ; mais ce qui distingue les grands médecins des praticiens vulgaires, c'est que les premiers seuls savent individualiser les maladies, et c'est dans la pathogénie qu'ils trouvent le secret de cet art merveilleux.

C'est dans ce sens qu'il est vrai de dire, avec Bacon, *Scire per causas, vere scire est.*

C'est là le tact médical, tact médical qui n'est ni absolument spontané ni absolument acquis, mais qui consiste dans un don naturel développé par l'expérience.

Le praticien est un *artiste,* et, à ce titre, on naît médecin comme on naît poëte, orateur ou peintre, car je n'admets pas la distinction exprimée dans le vieil adage : *Fiunt oratores, nascuntur poetæ.*

On peut devenir *avocat* ou *professeur disert,* mais on naît *grand orateur,* comme on naît *grand poëte,* et l'histoire des *artistes* de génie est toute dans ces mots échappés de la poitrine du Corrège, en voyant un tableau de Raphaël :

« Et moi aussi je suis peintre ! »

On naît donc grand médecin. — Mais dans une science expérimentale comme la nôtre, on n'acquiert entièrement ce tact, cette espèce de divination que quelques hommes ont possédée à un si haut degré, que par l'*étude* et l'*observation*. Ce sont là des *causes occasionnelles* indispensables pour le complet développement des virtualités les plus heureuses.

Mais revenons à notre sujet :

Il résulte de tout ce que nous avons dit jusqu'ici que les maladies proviennent d'un double facteur : *les agents extérieurs* et l'*homme vivant*, ou, pour parler un langage familier à la philosophie antique, le *macrocosme* et le *microcosme*, le grand et le petit monde.

Nous avons donc à étudier la part de ces deux facteurs dans la genèse des maladies.

Or, nous l'avons déjà dit : dans la plupart des cas, pour qu'un État morbide se réalise, il faut que les influences extérieures rencontrent dans l'Être vivant une *préparation*, une *opportunité* particulière, qui, vous le savez tous, a reçu dans le langage médical un nom particulier, celui de *prédisposition*.

C'est donc de la *prédisposition* que nous avons à nous occuper aujourd'hui.

Et d'abord, comprenons-nous bien ce que c'est que l'*état vital*, désigné sous le nom de *prédisposition*, en avons-nous une idée complète, et, pour parler le langage de la philosophie, en possédons-nous la notion adéquate?

En aucune façon. — Nous voyons les mêmes causes, agissant sur des personnes, placées en apparence dans des conditions identiques, produire des effets très-différents, et souvent même n'en produire pas du tout; et, naturellement, nous sommes amenés à conclure que cette absence ou cette différence de résultats dérive des conditions personnelles aux individus soumis aux mêmes influences; et ces conditions, nous les désignons, d'une manière générale et abstraite, sous le nom de *prédisposition*.

Il en est donc de la *prédisposition* comme de

l'*affection*, nous ne savons nullement en quoi elle consiste, nous ne la connaissons que par ses effets.

Ainsi formulée, la notion de la prédisposition est incontestable, puisqu'elle ne nous apparaît plus que comme un fait expérimental.

Je définis donc la prédisposition :

Une aptitude en vertu de laquelle le système vivant développe, soit spontanément, soit à la suite d'une provocation extérieure, une maladie déterminée. — Cette aptitude est congénitale ou acquise, plus ou moins durable, individuelle ou générale.

Veuillez, Messieurs, prendre note de cette définition, car c'est à en justifier les termes que sera consacré le reste de cette séance.

Expliquons-nous d'abord sur ces mots de développement *spontané* ou *provoqué* des maladies.

En général, une maladie n'est que la *résultante*, si je puis ainsi parler, de l'action combinée d'une ou plusieurs causes occasionnelles avec les prédispositions.

Et ici, il se présente trois cas :

1° Tantôt l'occasion et la prédisposition se trouvant l'une et l'autre à un haut degré, la maladie se réalise énergiquement et sûrement ;

2° Tantôt la prédisposition étant nulle, l'occasion, quoique souvent fort intense, reste impuissante.

3° Tantôt, au contraire, la prédisposition étant à son *summum* d'intensité, il suffit de la plus légère occasion pour que l'état morbide se produise.

1° Comme exemple du premier cas dont j'ai parlé, je citerai la phthisie tuberculeuse. Supposez un adolescent héréditairement prédisposé à l'affection tuberculeuse des poumons, et se livrant tout à coup, à l'âge où la dominance de l'action vitale se concentre vers l'appareil respiratoire, à des abus excessifs de femmes, de table et de travail intellectuel. Il aura quatre-vingt-dix-neuf chances sur cent de contracter une *phthisie galopante.*

D'une manière plus générale, je citerai les maladies virulentes.

Ici, la cause *occasionnelle* est *spécifique* et si puissante, que plusieurs l'ont à tort appelée *efficiente,* et, d'un autre côté, il y a peu de prédispositions naturelles aussi générales, aussi constantes que celles qui sont relatives à la *réceptivité* de l'organisme par rapport aux virus syphilitique, rubéolique, variolique, rabique, etc. Aussi les personnes qui s'exposent à ces influences spécifiques, dans les conditions reconnues nécessaires pour leur action, sont presque assurées que cette action sera suivie d'effet.

2° J'emprunte à deux chirurgiens célèbres un fait de pathologie comparée et un fait de pathologie humaine qui démontrent merveilleusement l'innocuité de la cause occasionnelle la plus intense en l'absence de toute prédisposition.

Vous savez tous combien les plaies pénétrantes de l'abdomen exposent à la péritonite. Eh bien, Benjamin Travers raconte qu'une jument à laquelle il avait donné plusieurs coups d'épée dans le ventre, se rétablit parfaitement, sans avoir aucune inflammation du péritoine.

Et vous pouvez lire dans les *Mémoires* de l'*Académie royale de chirurgie* le fait, rapporté par Littré, d'un aliéné qui guérit à merveille, après s'être donné dix-sept coups de couteau dans le ventre. L'année suivante, ce malheureux s'élança dans la rue par la fenêtre d'un troisième étage.... Cette fois, comme il n'avait pas besoin de prédisposition, il resta sur le carreau.

Mais, sans aller si loin chercher des cas pour lesquels nous devons nous en rapporter à la bonne foi des auteurs, je vous rappellerai le fait, que notre conservatoire est désormais destiné à rendre célèbre, en exposant sous les yeux de tous les pièces de conviction.

Vous savez combien sont graves et dangereux les accidents traumatiques de la tête, à cause des lésions du cerveau. Or, je veux parler du fait si remarquable de ce jeune paysan qui, dans une rixe, reçoit un coup de couteau dans la tempe, conserve, pendant trois ans, dix centimètres de lame de couteau dans la substance cérébrale, et, pour tout phénomène, présente quelques symptômes d'idiotie.

3° Dans d'autres circonstances, au contraire, la prédisposition est si forte que la plus légère cause occasionnelle suffit pour la mettre en jeu.

Vous savez tous l'anecdote de cette personne chez laquelle la cataracte serait survenue à la suite d'un baiser sur l'œil, et l'histoire, plus authentique, de ce malade pusillanime sur lequel Desault simula, avec le dos du bistouri, l'incision du périnée, pour l'opération de la taille, et qui tomba mort dès qu'il sentit la fraîcheur de l'instrument.

Si j'ai rapporté ces observations, ce n'est pas que je sois parfaitement convaincu de l'authenticité de la première; mais, sans recourir aux cas rares et curieux, nous voyons tous les jours jusqu'où peut aller l'importance de la prédisposition.

Est-il bien rare, en effet, de voir la contradiction la plus légère amener l'explosion de l'aliénation mentale, chez des personnes héréditairement prédisposées à cette cruelle maladie?

Que de familles qui s'éteignent, fatalement moissonnées, dans les mêmes conditions d'âge, par la tuberculisation pulmonaire! Que d'autres chez lesquelles des grossesses successives, même nombreuses, n'amènent que des enfants voués, à une certaine époque, qui reste la même pour tous, à de meurtrières atteintes de croup ou de méningite tuberculeuse!

N'est-ce pas à cette redoutable influence de la prédisposition que rendent hommage les médecins, même ceux de l'École anatomique, lorsqu'ils entourent de tous les soins de l'hygiène la plus minutieuse, les enfants issus soit de mariages consanguins, soit de mariages dans lesquels une grande différence d'âge sépare les deux époux?

Et de quelle importance n'est pas pour le diagnostic d'une idiotie à peine commencée, la connaissance de ce fait, récemment mis en lumière, de l'état d'ivresse du père au moment de la fécondation?

Voilà, Messieurs, comment en dehors des causes occasionnelles, la pathogénie éclaire le diagnostic.

Et, ici, permettez-moi un rapprochement qui ne saurait être déplacé dans un enseignement dont la mission est de montrer la science médicale avec toute son étendue, avec toutes ses grandes relations.

Il en est de la plupart des maladies comme des révolutions politiques. Le peuple (et que de gens sont peuple à cet endroit!), le peuple les rapporte sans hésiter à des événements souvent insignifiants qui en ont devancé de très-près le développement. Aussi, dans un grand nombre de cas, en méconnaît-il entièrement la portée.

C'est Louis XVI que le duc de Liancourt réveille pour lui annoncer la prise de la Bastille, et qui s'écrie :

« Mais c'est donc une révolte !

» Non, Sire, répond le duc, c'est une révolution. »

C'est que les hommes habitués à réfléchir et à demander au passé la raison d'être du présent, savent que les maladies, comme les révolutions, sont préparées de longue main, et que la cause occasionnelle, à laquelle le vulgaire des historiens et des médecins attribue si souvent les affections du corps vivant et les grandes crises du corps social, n'est souvent, pour me servir d'une ingénieuse expression, que la *goutte d'eau qui suffit pour faire déborder un vase déjà plein.*

Et c'est ainsi que l'on arrive graduellement aux cas pathologiques, auxquels il est impossible d'assigner aucune cause occasionnelle, et dans lesquels la maladie n'apparaît qu'à la suite de l'action lente et insensible des causes prédisposantes. La goutte, la maladie de Brigth, le cancer viscéral en sont autant d'exemples.

C'est là une loi de pathogénie qui est au-dessus de toute contestation.

Elle a pourtant été méconnue par M. Bouillaud, qui s'exprime ainsi dans son *Essai sur la philosophie médicale.*

« Il ne faut pas penser, avec quelques prétendus observateurs, que la prédisposition suffit à elle seule pour la production de la maladie, et que, d'un autre côté, sans cette prédisposition les causes déterminantes seraient non avenues et comme si elles n'existaient pas. C'est là une double erreur dont nous laissons au simple bon sens le soin de faire justice. (P. 253.) »

Or, il faut que vous sachiez que par une de ces confusions de langage qui suppose toujours une confusion parallèle dans les idées, le professeur de Paris regarde les mots de *causes occasionnelles* et de *causes déterminantes* comme parfaitement synonymes, et que, sous cette dénomination commune, il comprend les agents extérieurs, le froid, la chaleur, l'humidité, etc., qu'il oppose au tempérament, à la constitution, au sexe, à l'âge, à l'hérédité, désignés sous le nom de *prédisposition* ou de causes prédisposantes. (Pag. 252.)

Dans le même ouvrage, M. Bouillaud n'a pas craint d'écrire ces singulières paroles :

« Ceux qui ont admis des maladies spontanées, ont, il faut le dire, commis une grande absurdité; car, quelle plus grande absurdité que d'admettre un effet sans cause? » (Pag. 246.)

Eh bien, Messieurs, au risque d'encourir le reproche d'*absurdité*, et de devenir justiciable du *simple bon sens* auquel M. Bouillaud livre ses contradicteurs, je me permets de n'être pas de son avis ; et, après ce que j'ai dit déjà sur la prédisposition, deux observations fort simples suffiront pour justifier ma dissidence.

Je dis donc premièrement, que M. Bouillaud n'a pas compris l'expression de *maladie spontanée,* et que pour n'avoir pas de cause occasionnelle, une maladie n'en reconnaît pas moins une ou plusieurs causes, qui sont alors, non-seulement *prédisposantes*, mais encore *déterminantes*.

Quant au second argument, je le puise à une source qui ne sera pas suspecte, à M. Bouillaud lui-même, je veux parler de sa propre *Clinique,* ouvrage contemporain de l'*Essai sur la philosophie médicale*. L'auteur y confesse, d'assez mauvaise grâce, il est vrai, que dans les vingt-sept cas de pneumonie qu'il rapporte, on n'a pu trouver que seize fois une cause occasionnelle. (T. II, p. 147.)

Un pareil aveu a son prix dans la bouche d'un homme qui dit, et qui croit sans doute de la meilleure foi du monde, qu'il ne se fait de *médecine exacte* qu'à sa clinique. — L'aveu est précieux, mais il n'était pas nécessaire.

« Combien d'hommes, en effet, dit Laennec,

sont attaqués de pneumonie au coin de leur feu, et malgré tous les soins qu'ils prennent de leur santé ! (T. Ier.) Chomel, dans son article *Pneumonie* du dict. en 21 vol., ne parle pas autrement.

Or, Messieurs, choisir le terrain de la pneumonie pour y défendre l'omnipotence possible et expérimentale de la prédisposition, c'est, vous en conviendrez, se montrer généreux à l'égard de M. Bouillaud ; car je n'ignore pas la remarque si juste de Sydenham :

« *Pleuritis, angina et reliquiæ ejusdem farinæ, à subito calore, intensius ac diuturnum frigus excipiente, plerumque invadunt.* »

Il y a, en effet, peu de maladies aiguës, dans lesquelles la part des causes occasionnelles soit aussi évidente que dans la pneumonie.

Forcé d'admettre que, sans la prédisposition, les causes occasionnelles seraient la plupart du temps sans effet, le professeur de Paris en témoigne de l'humeur, en se fondant sur ce que ce n'est guère qu'*à posteriori* qu'on est parvenu à constater l'existence de cette tendance à une maladie. (Dict. en 15 vol., art. *Pneumonie.*)

Étrange argument en vérité, et qui ne tend à rien moins qu'à contester la légitimité de l'induction dans les sciences d'observation ! Mais est-ce à nous, médecins, que cette méthode scientifique doit être suspecte ? La médecine est-elle donc autre chose qu'un *empirisme raisonné*, et n'est-ce pas à l'induction qu'elle est redevable de ses vérités les plus importantes ?

Je crois, Messieurs, avoir justifié et suffisamment développé la première partie de ma définition, à savoir : que la prédisposition est une faculté, une tendance, une aptitude en vertu de laquelle le système vivant développe, soit *spontanément*, soit à la suite d'influences extérieures, une maladie déterminée.

J'ai ajouté que cette *aptitude* est *congénitale* ou *acquise*, plus ou moins *durable*, *individuelle* ou *générale*.

Rien ne prouve mieux que la distinction de la prédisposition en *congénitale* ou *acquise* combien toutes nos divisions, si nécessaires qu'elles soient pour classer les faits et les exposer avec ordre, manquent pourtant de vérité absolue, et par suite sont plus ou moins arbitraires.

En effet, si l'on excepte la prédisposition aux

maladies virulentes principalement, et même la prédisposition aux maladies miasmatiques, on peut dire que, considérées au point de vue de l'Hygiène générale, toutes les autres prédispositions ne sont, à vrai dire, que des prédispositions acquises.

Je vous prie, Messieurs, de me prêter toute votre attention.

Je fais à ma proposition générale une exception en faveur de l'*opportunité* aux maladies miasmatiques et virulentes, et voici pourquoi :

C'est que cette *opportunité* semble faire partie intégrante de la trame vitale de l'immense majorité des hommes, chez lesquels elle existe indépendamment de toute transmission héréditaire et de toute préparation ou de toute initiation par l'influence prolongée des agents extérieurs.

Ainsi, il est bien peu de personnes qui puissent se montrer réfractaires à l'action du virus vaccinal, variolique, à l'influence des émanations typhoïdes au milieu d'une atmosphère viciée et dans un temps d'épidémie. — Mais en revanche, le plus ordinairement, on n'est atteint qu'une fois de ces maladies contagieuses, et le fait seul de les avoir eues est une excellente garantie pour l'avenir.

Or, pour être nés de parents qui ont eu la variole, la fièvre typhoïde, etc., avant le mariage, les enfants n'en conservent pas moins, dans leur organisme, la réceptivité nécessaire à la mise en acte des causes productrices des maladies spécifiques, comme celles que j'ai nommées.

Ici la prédisposition est donc *congénitale*, mais non *héréditaire*, car on ne peut pas transmettre ce qu'on n'a pas ou du moins ce qu'on n'a plus.

Quant à la prédisposition *héréditaire* proprement dite, il est facile de montrer qu'elle n'est pas absolument distincte de la prédisposition *acquise*.

Ainsi, l'homme, qu'on le considère soit comme individu, soit comme type de l'espèce humaine, résiste sans doute à l'influence des six choses non naturelles; mais cette influence, s'exerçant avec persévérance et d'une certaine façon, finit par établir dans l'organisme de cet homme une modification vitale en rapport avec l'influence dont elle résulte.

Cette modification, parfaitement compatible chez cet homme avec la santé et consistant en une direction particulière des actes vitaux, en une prédominance relative de tel ou tel système d'organes, sera transmise par la génération. Or, que les mêmes influences continuent à s'exercer sur le fils, sur le petit-fils, et vous voyez peu à peu apparaître dans cette famille la prédisposition et la diathèse.

C'est ainsi qu'on voit tous les jours le tempérament lymphatique, s'établissant dans une maison, y amener bientôt la diathèse scrofuleuse, et bientôt aussi la méningite tuberculeuse, les tumeurs blanches, la phthisie pulmonaire, et *reliquiæ ejusdem farinæ,* pour parler le langage de Sydenham.

Je conclus donc que, dans les limites déjà posées et au point de vue de l'Hygiène générale, la distinction de la prédisposition, en congénitale et acquise, est relative au moment de la durée dans lequel on la considère, et qu'applicable à l'individu, elle ne peut être appliquée d'une manière absolue à l'espèce.

Vous voyez donc, Messieurs, dans quel sens j'ai défini la prédisposition une aptitude *congénitale* ou *acquise.*

J'ai ajouté, en dernier lieu, que cette aptitude est *plus ou moins durable.*

En général, en effet, la prédisposition n'est qu'un état transitoire du système vivant, état qui peut disparaître par suite des révolutions des âges ou sous toute autre influence.

Ainsi, la puberté détruit souvent la disposition aux maladies nerveuses, l'âge mûr emporte la tendance aux hémorrhagies nasales, et la vieillesse la disposition à la tuberculisation.

D'un autre côté, il y a des individus qui se montrent réfractaires à l'action du vaccin, de la variole, de la syphilis, et qui, après un temps plus ou moins long, contractent ces maladies; preuve évidente que les dispositions de l'organisme ont changé chez eux.

Dans l'ordre physiologique, que d'exemples analogues!

Que d'enfants ne pourrait-on pas citer, qui, réfractaires à tel ou tel aliment durant une période plus ou moins longue, finissent par s'en nourrir, arrivés à un certain âge, et à les préférer même à d'autres!

Comment expliquer autrement que, par un changement momentané dans les dispositions organiques, cette antipathie formelle qui succède à l'indigestion d'un aliment jusqu'alors bien digéré, mais dont l'abus ou l'ingestion intempestive a rendu la présence accidentellement hostile à l'estomac?

La prédisposition présente donc ce caractère, qu'elle peut être passagère et momentanée.

La *diathèse*, au contraire (et c'est ce que n'ont pas aperçu tous ceux qui la confondent avec la prédisposition), la diathèse, outre qu'elle est un état morbide déjà déclaré et existant en vérité dans l'organisme, est une affection permanente ; une fois formée, elle ne disparaît presque jamais par le développement spontané des actes physiologiques ou morbides, et sa marche naturelle est d'aller en s'aggravant de plus en plus, jusqu'à ce qu'imprégnant à un haut degré tous les systèmes d'organes et tous les tissus, elle dégénère en une véritable *cachexie*. Voit-on, je vous le demande, beaucoup de diathèses syphilitiques, scrofuleuses, cancéreuses, se guérir par les seules tendances de la nature?

Mais au fond, en quoi la prédisposition diffère-t-elle de l'affection, dont la diathèse, vous le savez, n'est qu'une espèce particulière, et qui, elle aussi, l'affection, est souvent passagère ?

Il est fort difficile de répondre d'une manière satisfaisante à cette question, tant les notions abstraites que représentent ces mots se touchent de près ! *Natura non facit saltus*, et l'on ne peut pas aisément dire où finit la prédisposition et où l'affection commence.

Je dirai néanmoins que l'esprit se représente l'*affection* comme un pas de plus vers l'*acte morbide* (et non vers l'État morbide, dont elle n'est qu'une variété).

Où est, en effet, la limite de la prédisposition et de l'affection latente?

Le fils d'un cancéreux reçoit de son père la prédisposition héréditaire au cancer, mais il ne réalise la maladie qu'à l'âge de 45 ans. A quel moment la *prédisposition* sera-t-elle devenue l'*affection* cancéréreuse? Il est évidemment impossible d'assigner ce moment précis, d'affirmer quand l'individu passe ainsi de l'état de simple *prédisposé*, état qui ne l'oblige pas nécessairement à la maladie, à celui de *malade*, état dans lequel le fait morbide est absolument inévitable puisqu'il est déjà réalisé.

Tout ce que l'on peut dire, c'est que dans la prédisposition, il y a simple tendance à la maladie; dans l'affection, l'État morbide est réalisé en son Élément essentiel, c'est-à-dire dans la modification anormale d'où découle la série des phénomènes constitutifs de l'*acte morbide*, et qui est la *cause prochaine* de tous les symptômes.

La prédisposition se rattache encore à l'État physiologique, l'affection appartient déjà et nécessairement au domaine pathologique.

La série des modifications organiques peut donc être ainsi exprimée :

Dans un premier degré, simple *aptitude* à réaliser la maladie ; dans un deuxième degré, l'aptitude devient une *prédisposition*.

Jusque-là, nous sommes encore dans l'État physiologique ; un pas de plus et nous entrons dans le domaine de la pathologie, et la prédisposition devient (troisième degré) l'*affection*, laquelle, à son tour, acquérant un degré plus avancé (quatrième degré), constitue la *diathèse*.

L'esprit saisit fort bien la notion de l'aptitude, de la prédisposition, de l'affection et de la diathèse, jouissant chacune de la plénitude de leurs caractères constitutifs ; mais ce qu'il saisit moins, c'est le point précis, le moment où l'un de ces états se transforme dans le suivant.

4° Enfin j'ai défini la *prédisposition* une aptitude individuelle ou générale.

Peu de mots me suffisent pour développer cette idée et clore cette leçon.

L'opportunité morbide, loin d'être un fait purement individuel, se retrouve au contraire d'une manière non moins tranchée chez des nations et chez des peuples entiers.

Ainsi, au témoignage de Fodéré (*Épid.*, t. I, p. 456), Fabrice de Hilden, en parlant de la peste de Bâle, dit qu'elle n'attaqua que les Suisses, et épargna les Allemands, les Français et les Italiens qui habitaient la même ville; ainsi, suivant Jean Utenhowe, celle de Copenhague, ne sévit que contre les Danois, respectant les Anglais, les Belges et les Allemands. — Au rapport de Degner, la dysenterie de Nimègue ne toucha ni aux Français, ni aux Juifs. — D'après le docteur Valli, qui a tant étudié les fièvres miasmatiques et qui est mort victime d'une de ces maladies, la peste, au Levant, commence presque toujours par sévir contre les Juifs, puis contre les Grecs, et seulement en dernier lieu contre les Turcs. — En Amérique, les Blancs sont affectés de plusieurs maladies qui n'attaquent pas les Nègres, et, à leur tour, ceux-ci ont des maux que les Blancs ne contractent pas.

De nos jours encore, le *trichoma* ou la *plique Polonaise*, cette curieuse maladie du cuir chevelu que nous ne connaissons que par les descriptions des auteurs ; le *pian* ou *frambœsia*, cette maladie singulière des Antilles et de la Guinée, caractérisée par de petites tumeurs localisées aux parties génitales externes, à l'anus, aux aines et aux aisselles, et que l'on a en vain voulu rattacher à l'affection syphilitique, sont autant d'exemples qui concourent à prouver que les races et les nations, tout comme les individus, ont leurs prédispositions spéciales.

J'ai fini, Messieurs, j'ai soumis à votre jugement la justification de ma définition. — Permettez-moi donc de vous en redire les termes, afin qu'ils ne s'effacent pas de votre esprit.

La *prédisposition* est une aptitude qui est déjà une tendance, congénitale ou acquise, plus ou moins durable, individuelle ou générale, aptitude ou tendance en vertu de laquelle le système vivant développe soit spontanément, soit à la suite d'une provocation extérieure, un état morbide déterminé.

A l'état normal, indifférent, apte, prédisposé, l'homme tourne le dos à la maladie, la regarde, ou se penche vers elle, trois attitudes qui traduisent les idées exprimées par les mots ci-dessus.

Permettez-moi, Messieurs, de résumer cette leçon :

La prédisposition est une aptitude qui est déjà une *tendance* en vertu de laquelle le système vivant conçoit et manifeste, soit *spontanément*, soit à la suite d'une provocation extérieure, un État morbide déterminé.

La prédisposition est donc un phénomène physiologique et non pathologique.

La *spontanéité* morbide se déduit de cette triple considération :

1° L'occasion et la prédisposition sont égales en énergie. — La maladie a lieu.

2° L'occasion seule est énergique, et la prédisposition nulle. — Il n'y a pas de maladie.

3° L'occasion est légère, la prédisposition très-puissante. — Il y a maladie.

Et c'est ainsi que l'on arrive graduellement aux cas, dans lesquels la cause occasionnelle manque, et où il faut bien alors admettre la seule prédisposition : c'est le cas de la goutte, du cancer viscéral, de la maladie de Brigth.

La prédisposition est :

Congénitale ou *acquise* : les maladies miasmatiques et virulentes présentent des exemples de prédisposition congénitale. — Toutes les autres dispositions sont acquises (héréditaires).

Plus ou moins durable : en cela la prédisposition diffère de la diathèse, mais elle peut se confondre avec l'affection. *Natura non facit saltus.*

Individuelle ou *générale* : Ex. : individus, nations.

HÉRÉDITÉ.

Messieurs,

J'ai étudié la prédisposition d'une manière générale, il faut maintenant aller plus loin et étudier cette grande question dans ses deux divisions naturelles, c'est-à-dire, rechercher dans les causes prédisposantes *celles qui sont propres à l'homme et celles qui proviennent des agents extérieurs.*

Les causes prédisposantes propres au corps vivant se rattachent à l'*hérédité*, à l'*âge*, au *sexe*, au *tempérament*, à la *constitution*, à l'*idiosyncrasie*, à l'*habitude*, aux *passions*, en un mot, à toutes les *conditions individuelles.*

Les causes prédisposantes indépendantes de l'homme comprennent l'influence des *qualités de l'air*, des *climats*, des *saisons*, des *intempéries atmosphériques*, de l'*alimentation*, des *professions*, etc.

Si d'autres idées n'avaient dirigé le plan de ce cours, j'aurais à commencer aujourd'hui l'étude des prédispositions appartenant à la première catégorie, et relatives à l'homme considéré en lui-même. Mon intention n'est pas cependant d'aborder successivement chacune des causes prédisposantes qui constituent cette première catégorie. J'aurai d'ailleurs occasion de vous en entretenir quand je parlerai de l'Hygiène de la femme.

Je n'aurais même pas voulu m'y arrêter en aucune façon, et j'avais hâte de vous entretenir des conditions météorologiques envisagées comme causes prédisposantes.

Mais l'étude de l'*hérédité* est trop étroitement unie à celle de l'Hygiène générale, à laquelle j'ai réservé la première partie de cet enseignement, son influence est trop importante, pour que je ne m'y arrête pas expressément.

Je vais donc aujourd'hui m'occuper de l'étude de l'*hérédité*, à l'exclusion des autres prédispositions propres à l'homme lui-même, en m'efforçant néanmoins de montrer comment l'âge, le sexe, le tempérament, la constitution, les passions, etc., concourent à l'action de cette cause.

Car, je ne saurai trop vous le redire, si, pour mettre de l'ordre dans l'exposition de nos idées, nous sommes obligés de scinder ainsi en plusieurs groupes distincts les agents pathogéniques, il ne faut jamais perdre de vue que, dans la *réalité pratique* et dans leur *vérité objective*, ces agents nous apparaissent toujours ou presque toujours *combinés* et *associés* pour un but commun, en sorte que la maladie ne se montre aux yeux d'une observation complète et profonde que comme la résultante d'influences multiples, mais convergentes.

Cette remarque est fort importante, car, après que l'*analyse* a *décomposé*, pour la commodité de l'étude ou de l'enseignement, le fait unitaire de la production d'une maladie, il faut qu'un autre procédé de l'esprit humain, la *synthèse*, reconstitue ce fait, afin qu'il apparaisse dans son *unité naturelle* et dans sa *réalité positive*.

Nous avons donc à étudier aujourd'hui l'*hérédité* comme cause prédisposante, en nous rappelant que son influence, quelque grande qu'elle puisse être, n'agit jamais isolément.

L'hérédité, Messieurs, a de tout temps frappé l'attention de tout le monde, en même temps que celle des médecins.

Dans les Livres Saints, Moïse met sur les lèvres de Dieu même ces terribles paroles : « Je suis le Dieu fort et jaloux qui venge l'iniquité des pères sur les enfants, jusqu'à la troisième et la quatrième génération.... »

Manou, un des législateurs les plus fameux des Indiens, exclut formellement de la communauté des Brahmines toutes les personnes atteintes d'affections héréditaires, et, dans ces affections, il spécifie : la phthisie, l'épilepsie, l'*inflammation des glandes du cou*, la lèpre, la folie, etc. (Devay, *Hyg. des familles*, t. II, p. 121-122).

Au siècle d'Auguste, dans ce siècle qui, avec le siècle de Périclès, celui de Léon X et celui de Louis XIV, forme les quatre grandes époques de l'esprit humain, Horace, qu'on pourrait appeler le chantre de la raison, comme son contemporain Virgile fut le poëte du cœur humain, Horace disait:

Fortes creantur fortibus et bonis.
Est in juvencis, est in equis patrum

Virtus : nec imbellem feroces
Progenerant aquilæ columbam (Drusi laudes).

Ou bien sa voix, prenant un accent prophétique, jetait à Rome dégénérée ces solennelles menaces :

Delicta majorum immeritus lues
Romane,

Qu'il terminait par ces vers remarquables :

OEtas parentum pejor avis, tulit
Nos nequiores, mox daturos
Progeniem vitiosiorem (Ad Romanos lib. III).

Si ce grand fait de l'hérédité à frappé les législateurs et les poëtes, comment aurait-il pu échapper aux médecins !

La liqueur séminale provient de toutes les parties du corps, saine des parties saines, altérée des parties malades *(Semen genitale ab omnibus corporis partibus procedit, à sanis quidem sanum, à morbidis morbosum)*, disait Hippocrate *(De aere, locis et aquis).*

Et ailleurs, revenant sur cette idée, il ajoute : Si des parents phlegmatiques mettent au monde des enfants phlegmatiques; des bilieux, des enfants bilieux, etc., rien n'empêche que les parents qui sont atteints de l'Épilepsie aient des enfants qui en soient également atteints. *(Ex pituitoso pituitosus, ex bilioso biliosus gignitur (De morbo sacro).*

Baillou reconnaît également la transmission héréditaire des maladies : « *Semini enim nescio quæ vis impressa est, quæ ut valet ad specimen ità latenter morborum diathesim devehit et transfundit.* » (*Op. omn.*, t. III, p. 267.)

L'illustre médecin de Paris exprime ailleurs la même pensée d'une manière fort heureuse, quoiqu'évidemment exagérée, en disant : *Ut bonorum hereditates, ità et malorum successiones ad posteros perveniunt,* proposition que le vulgaire traduit à sa manière, en disant : On hérite bien plus sûrement des maladies que des richesses de ses parents.

Vous connaissez aussi le mot de Fernel à ce sujet : *Gaudeant bene nati.*

Enfin, à une époque plus rapprochée de nous, Pujol de Castres, Portal et Corvisart ont appelé vivement l'attention des médecins sur l'hérédité pathologique, sujet qu'ont repris de nouveau toute une pléiade d'hommes éminents, parmi lesquels il me suffira de nommer Isidore Geoffroy Saint-Hilaire, Flourens, Burdach, Piorry, Prosper Lucas, etc.

Si je m'arrête un peu plus que de coutume sur des citations qu'il me serait facile de multiplier, c'est que l'hérédité pathologique a trouvé des contradicteurs, rares, il est vrai, mais parmi lesquels on remarque un chirurgien distingué de l'ancienne Académie de Chirurgie, Louis, et un médecin célèbre, Brown.

Mais, Messieurs, que faut-il entendre par ces mots : *Hérédité pathologique?* En voici une définition :

C'est la *transmission directe ou indirecte, et par voie de génération, d'une disposition à une maladie pareille ou analogue à celle des parents.*

Cette formule résume, si je ne me trompe, la question des prédispositions héréditaires, et la séance d'aujourd'hui sera consacrée à son développement.

Je dis d'abord que la transmission a lieu par la génération, parce que, en effet, il n'y a que les maladies dont la prédisposition dérive de l'acte même de la génération, qui méritent le nom d'*héréditaires.*

Quant à celles que le fœtus contracte dans le sein de sa mère, indépendamment de l'acte générateur, elles sont désignées, depuis Boërhaave, sous le nom de *morbi connati,* maladies *connées.*

Ces maladies se divisent en deux ordres :

1° Celles qui, attaquant la mère pendant la grossesse, attaquent aussi le fœtus, véritables greffes animales, selon l'heureuse expression de Louis;

Et 2° celles qui se développent chez le fœtus seul, indépendamment de la mère, et sans que celle-ci ait exercé la moindre influence sur leur production.

La syphilis, la variole appartiennent au premier groupe, et, comme exemple du second, on peut citer les cicatrices que présentent certains enfants nouveau-nés, et qui dénotent chez eux la préexistence de plaies pendant la vie intra-utérine.

Vous trouverez dans la *Gazette des hôpitaux* (juillet 1847) la narration de plusieurs faits de variole intra-utérine, la mère n'étant pas atteinte de cette maladie, faits qui rentrent également dans la même série que les précédents.

On a donné encore le nom de *connées* aux maladies contractées par le fœtus, dans le moment même de l'accouchement, telle est par exemple la syphilis, qu'une femme en couches et atteinte d'ulcérations de cette nature peut communiquer à son fruit, comme à son accoucheur, si celui-ci a par hasard au doigt quelque petite plaie par où se puisse faire l'absorption du virus vénérien. M. Piorry ne voit, avec raison, dans ces derniers cas, que des faits de contagion (*De l'Héréd. dans les maladies*, p. 17). — Petit rapproche des maladies *connées* celles que communique la nourrice à l'enfant pendant l'allaitement, et il pense qu'une maladie peut être à la fois *connée* et *héréditaire*, si un concours de circonstances favorables venait à agir pendant la grossesse, pour développer chez le fœtus une maladie dont la disposition lui aurait été transmise dans l'acte de la génération (amaurose, convulsions).

Enfin, il faut convenir que, dans certains cas, il est bien difficile de faire la part des influences extérieures et de l'hérédité. Ainsi, le goître, le crétinisme, la scrofule sont-ils purement et exclusivement héréditaires? Il semble impossible de démêler, dans ce problème, la part exclusive de l'hérédité et des circonstances extérieures : l'action des causes hygiéniques et locales une fois imprimées sur les ascendants de manière à amener chez eux le développement de ces diverses maladies, l'hérédité peut arriver à son tour et transmettre aux générations futures une certaine disposition à ces mêmes maladies.

2° J'ai ajouté que la transmission se fait directement ou indirectement.

La transmission directe est la loi la plus ordinaire de l'hérédité.

Ainsi un père phthisique donne le jour à un fils qui devient phthisique à son tour. Le cancer, la goutte, les scrofules, les dartres, l'épilepsie, la folie se transmettent de la même façon.

Tout le monde connaît le fait remarquable cité par Pujol :

« Dans la ville que j'habite, dit l'habile praticien de Castres, il est une famille ancienne et très-honnête qui, dans l'espace d'environ cent ans, a communiqué à dix autres familles auxquelles elle s'était alliée, cette maladie douloureuse dont elle était en possession depuis un temps immémorial... Chacune de ces familles ainsi infectées sait fort bien comment et à qu'elle époque la goutte est entrée chez elle, et, par les goutteux, il lui est facile de remonter à la source de cette infection. »

Ici on peut suivre pour ainsi dire pas à pas la transmission héréditaire, et si cette transmission n'est pas toujours aussi évidente, on peut dire cependant que les faits analogues surabondent, en sorte que ce qui nous importe, ce n'est pas tant de les accumuler sous vos yeux, mais d'en déduire, autant que possible, des lois.

Ainsi la transmission héréditaire est d'autant plus sûre qu'elle se fait par les deux parents à la fois. Dans ce cas, la prédisposition a quelque chose d'éminemment fatal dans ses conséquences pathologiques.

Mais lorsque l'un des parents est sain, les enfants ont d'autant plus de chance d'échapper à la maladie dont l'autre est atteint, qu'ils ressemblent plus au premier, soit par les traits de la physionomie, soit surtout, comme le remarque Cullen, par le tempérament et la constitution.

Je connais un jeune garçon dont le père a succombé à une affection tuberculeuse, et qui présente cependant les apparences de la plus belle santé et de la constitution la plus robuste. C'est que cet enfant ne ressemble en aucune façon à son père, et qu'au contraire il présente de nombreux traits de ressemblance avec sa mère, jeune femme vigoureuse, à tempérament bilioso-sanguin, qui a nourri elle-même son fils.

Il faut rapporter au même principe l'observation faite par M. Baillarger, que la transmission de la folie de la mère est plus à craindre pour les filles que pour les garçons, et celle du père plus à craindre, au contraire, pour les garçons que pour les filles. — M. Baillarger ajoute (cité par Devay, t. I, p. 123), que les filles héritent au moins deux fois plus souvent de la folie de leur mère que de celle de leur père. Les garçons, au contraire, n'en héritent pas plus souvent que de l'aliénation mentale paternelle.

Le fait mérite d'être remarqué, car, en principe, les transmissions héréditaires maternelles sont plus assurées que les autres; outre la part que la mère prend à l'acte générateur, elle exerce de plus que le père une influence immense sur son fruit pendant les 9 mois de la grossesse, période durant laquelle le fœtus ne vit que de la vie maternelle, période enfin qui peut se prolonger encore de toute la durée de l'allaitement.

Et ici les données de la pathologie humaine sont confirmées par celles de la physiologie comparée.

En effet, l'influence relative des deux sexes n'est pas moins manifeste dans le croisement des races d'animaux. Le mulet issu de la jument et de l'âne est incomparablement plus grand et plus fort que celui qui naît d'un croisement inverse.

Il arrive quelquefois que les enfants héritent simultanément de la maladie du père et de celle de la mère (tubercules, hémorrhoïdes, rhumatisme). D'autres fois, chacun des époux étant atteint d'un vice héréditaire, les enfants qui ressemblent au père héritent du vice morbide du père, et ceux qui ressemblent à la mère ont aussi sa maladie.

Telles sont, Messieurs, les principales remarques suggérées par la transmission héréditaire directe des maladies ; mais cette transmission n'a pas toujours lieu du père au fils ; voilà pourquoi j'ai dit, dans ma définition, qu'elle pouvait être *indirecte.*

Cette loi, en vertu de laquelle un vice héréditaire, après avoir frappé le grand-père, sévit sur le petit-fils sans toucher au fils, a été constatée par les deux plus grands médecins du XVIIIe siècle, Boerhaave et Stahl.

Silente sæpe morbo in genitore dum ex avo de-

rivatur in nepotem, disait le médecin de Leyde ; — et le médecin de Halle n'est pas moins explicite que son illustre rival : *Morbi aliquot annos patienter expectant, antequam in prole imo et quandoque in sero nepote manifestentur*.

Que le vice transmis par la génération frappe le grand-père et le petit-fils, ou bien l'oncle et le neveu, c'est absolument le même fait, la même loi, et l'on peut dire que ces deux cas s'éclairent et se prouvent mutuellement.

Par suite de circonstances particulières et qui ne se révèlent pas toujours à la plus consciencieuse analyse, le père transmet au fils une prédisposition demeurée *latente* pendant 20 ou 30 ans, chez le premier, et qui s'épanouit d'une manière déplorable chez le second.

Un père goutteux procrée plusieurs enfants ; chacun d'eux reçoit sa part de prédisposition à la goutte ; mais l'aîné seul réalise cette maladie. Les neveux de celui-ci pourront également avoir la goutte, quoique leur père en ait été exempt ; mais cette goutte leur sera évidemment parvenue de leur grand-père et non de leur oncle. — C'est donc par un abus de langage que l'on a compris dans l'hérédité indirecte, les oncles, les tantes et même les cousins. Ces derniers ne peuvent que manifester le vice originel de la souche ascendante commune, et c'est à ce point de vue qu'ils peuvent éclairer l'Étiologie héréditaire de tel cas donné. En dehors de cela, leur action est évidemment nulle sur le neveu ou le cousin.

M. Cailliot rapporte, dans ses *Éléments de Pathologie générale*, qu'il connaît une famille dont quelques membres sont toujours affectés d'épilepsie depuis plusieurs générations.

M. Lugol a fait la même observation pour la scrofule. Un père scrofuleux met quelquefois au jour des enfants sains, ou qui ne présentent, durant toute leur vie, aucun signe de la maladie de leur père; mais ils engendrent des enfants qui seront, ou tous, ou au moins quelques-uns d'entre eux, atteints de scrofule.

Je connais moi-même une famille dans laquelle deux époux d'une santé parfaite, et l'un et l'autre d'une parfaite régularité de formes, ont eu une fille louche. Or, la mère de cette enfant avait une tante maternelle qui biglait énormément.

Les faits de ce genre sont nombreux; ils sont aussi fort étonnants. L'esprit peut cependant jusqu'à un certain point s'en rendre compte, attendu qu'ils ont leurs analogues dans la science médicale.

Tant que les actes vitaux sont dans cet état d'équilibre et de pondération qui constitue la santé, on conçoit que l'organisme vivant tolère les germes de maladie et souvent même les germes de mort qu'il recèle. — On conçoit même que si ces germes ne sont pas très-actifs, et s'ils sont pour ainsi dire contenus et contre-balancés par d'heureuses influences, ils restent *latents* et endormis pendant toute une vie d'homme, tout en restant transmissibles par la génération. — On conçoit enfin que ces germes qui, après s'être développés chez le grand-père, étaient restés inertes et silencieux chez le fils, s'éveillent chez le petit-fils au contact d'influences personnelles ou extérieures plus favorables.

Du reste, la physiologie végétale nous fournit des exemples d'une incontestable analogie avec les faits précédents. On sait, en effet, qu'en privant une graine de chaleur et d'humidité, double influence indispensable à la germination, on rend celle-ci impossible.

On sait aussi ce qui se passe dans certains végétaux (tels que les nostocs et les trémulles), et dans certains animaux (le rotifère et l'anguille des toits).

Si après plusieurs années de complète immobilité, les restes desséchés de ces êtres viennent à être humectés, ils sont aussitôt *ressuscités*, et ils peuvent l'être ainsi plusieurs fois.

On connaît la curieuse expérience de Spallanzani, qui a pu sécher et ressusciter ainsi le rotifère jusqu'à onze fois de suite.

Pour ce qui est des graines où la vie est restée latente pendant fort longtemps, Richard parle de graines de sensitive qui se sont parfaitement développées cent ans après avoir été recueillies.

Mais à cet égard je ne sais rien de plus curieux que la germination des graines trouvées dans les ruines de Pompéi et dans les nécropoles d'Égypte, graines qui avaient par conséquent, les unes des centaines, les autres des milliers d'années.

Dans tous ces faits, la vie existait, mais elle était *latente*, elle était seulement *en puissance*, et elle aurait pu demeurer ainsi plus longtemps encore, si elle n'avait trouvé les conditions provocatrices nécessaires à son développement.

Il en est de même pour les maladies.

La période d'incubation des maladies miasmatiques et virulentes, et les intervalles, souvent considérables, qui séparent les manifestations successives d'une diathèse permanente et immuable sont évidemment des faits du même ordre que les faits d'hérédité dont nous nous occupons.

Le fils d'un tuberculeux subit, dans sa première enfance, les atteintes d'une méningite granulée; il guérit et reprend la meilleure santé. Plusieurs années après, il succombe à la suite d'une nouvelle jetée tuberculeuse sur les méninges. L'autopsie vérifie le diagnostic de la maladie première. Je dis que, dans l'intervalle des deux méningites, l'enfant avait l'affection tuberculeuse à l'état latent. Et ces faits, Messieurs, ne sont plus rares depuis que les recherches exactes de l'anatomie pathologique ont permis de les vérifier.

Or, si la latence est possible dans l'ordre pathologique, *à fortiori* pourrons-nous la comprendre et l'admettre dans l'ordre physiologique de la prédisposition. Les faits d'hérédité indirecte que je vous ai cités en sont l'une des plus saisissantes démonstrations.

4° Ma définition dit encore que l'hérédité transmettait la disposition à une maladie *semblable* ou *analogue* à celle des parents.

Il est évident que, dans un cours d'Hygiène, il ne peut guère être question que de *prédispositions* léguées aux fils par leurs parents. Cependant il est bon de mentionner ici que souvent on hérite, en naissant, de quelque chose de plus que d'une simple tendance. Ainsi il y a des enfants qui naissent bossus, boîteux, aveugles, avec des doigts surnuméraires, etc.

Le bec de lièvre est très-souvent héréditaire.

Marc, cité par M. Piorry, a connu une famille dans laquelle les hernies ombilicales étaient héréditaires depuis trois générations.

Après cette remarque, nous avons à nous demander si toutes les maladies sont susceptibles d'être léguées par la génération.

Je n'oserai pas répondre affirmativement.

Cependant, je l'avoue, je goûte fort l'opinion de Corvisart, dont on ne saurait récuser la compétence sur cette question :

« L'hérédité dans les maladies ne peut être révoquée en doute, dit l'illustre Archiâtre de Napoléon Ier ; on l'a admise pour plusieurs, je ne crois pas trop avancer en disant qu'on peut l'admettre pour le plus grand nombre, même pour certaines qui, par leur nature, semblent en être le moins susceptibles. Plus j'ai apporté d'attention dans mes observations, plus je me suis convaincu de cette vérité. »

Cependant, Messieurs, s'il est difficile de désigner les maladies qui échappent aux transmissions héréditaires, et de tracer autour d'elles un cercle de Popilius, il est aisé d'indiquer celles qui y exposent le plus.

Sous ce rapport, Etmuller a proposé un principe qui est vrai dans sa généralité, mais non d'une manière absolue :

« Les maladies *chroniques* dont le caractère est fixe et tenace, et dont l'art ne triomphe qu'après de longs combats, sont celles qui sont le plus propres à prendre racine dans les familles et à s'y perpétuer par la génération. »

Triste chose, Messieurs, toute logique qu'elle soit, que les maladies héréditaires par excellence se trouvent précisément celles en présence desquelles la science médicale confesse le plus souvent son impuissance !

Or, Messieurs, ces maladies sont les affections nerveuses et les diathèses.

« Il est fort difficile de nier, dit M. Piorry, que

l'état de l'*innervation* chez l'enfant soit la conséquence des dispositions des parents.... Or, si l'on accorde ce principe, ajoute-t-il, il faut bien en subir les conséquences, et toute maladie que l'on supposera être en rapport avec l'innervation, pourra être en partie le résultat d'une aptitude héréditaire. » (Thèse de concours, 1840.)

Le docteur Monett de Wasingthon, cité par Gintrac (*de l'influence de l'hérédité, Mém. de l'Académ. de Médecine*. T. XI, p. 240), après avoir rapporté plusieurs exemples de *névropathie* et de *surexcitation nerveuse* héréditaires, a publié l'observation d'un garçon de dix ans atteint de spasme, de céphalalgie, ayant envie de mordre, etc., dont le père avait été épileptique, et la mère hystérique.

Dofmuller a noté la *chorée* chez deux sœurs issues d'un père choréique.

Mongenot l'a traitée, à l'hospice des enfants malades, chez un garçon âgé de six ans, d'une constitution grêle et d'un caractère irascible; sa mère, très-nerveuse, en avait été elle-même atteinte dans son enfance.

Les *convulsions* essentielles, les *palpitations* dites *nerveuses* sont fréquemment héréditaires.

Puis vient l'*épilepsie* : sur 110 malades observés

par MM. Bouchet et Cazauvielh, 31 étaient nés de parents épileptiques. Or, pour peu qu'on réfléchisse à la difficulté que l'on a d'obtenir des malades des hôpitaux quelques renseignements sur la santé de leurs parents, on n'hésitera pas à penser que la statistique précédente est restée en deçà de la vérité, et que tous les cas d'hérédité indirecte lui ont vraisemblablement échappé.

Du reste l'hérédité de l'épilepsie est connue depuis Hippocrate ; il me suffira de citer les noms d'Hoffmann, Stoll, Zacutus Lusitanus, Boerhaave, Stahl, Quarin, Tissot, Esquirol, Rech, Bouchet et Cazauvielh, Beau et Gintrac, pour vous donner une idée des nombreux cas qui en ont été observés.

Mais de toutes les maladies, l'*aliénation mentale* est, d'après Esquirol, la plus éminemment héréditaire. Quoique notée 337 fois sur 1375 aliénés, je suis persuadé, dit-il, que cette cause prédisposante est encore beaucoup plus fréquente.

Après les névroses, viennent les *diathèses*, la scrofule, la tuberculose, la syphilis, les dartres, le cancer, la goutte, etc. — On sait que Montaigne avait la gravelle comme son père. — Madame Deshoulières et sa fille moururent d'un cancer au sein. — Il en fut de même de Madame de Lavallière et de sa fille la duchesse de Châtillon.

Je ne crois pas avoir besoin de citer des faits à l'appui de la transmissibilité héréditaire de la scrofule, de la phthisie pulmonaire tuberculeuse, des dartres, de la syphilis, etc. Vous n'avez qu'à regarder autour de vous dans vos familles ou dans vos relations. Ces maladies sont partout. Si, pour la dernière, c'est-à-dire pour la vérole, les dénégations de quelque syphilographes modernes avaient laissé quelque doute dans votre esprit, vous trouveriez dans l'ouvrage spécial de M. Baumès des faits qui dissiperaient aisément tous ces doutes.

Mais il est encore d'autres maladies, qui ne sont évidemment pas des névroses, qu'il est difficile de rattacher à des diathèses bien déterminées, et qui n'en sont pas moins héréditaires.

Lancisi et Corvisart ont beaucoup insisté sur l'hérédité des lésions organiques du cœur; Stahl, sur celle des hémorrhoïdes.

La *myopie* est presque toujours héréditaire. M. Furnari, oculiste distingué, s'est convaincu que la plupart des myopes étaient fils ou petit-fils d'individus affectés de myopie. — M. Lhéritier cite, à l'appui de cette affirmation, plusieurs membres de sa famille dont il tient lui-même ce vice héréditaire.

Mais c'est surtout à l'égard de la cataracte que les exemples d'hérédité sont nombreux.

Wentzel, Wardrop, Demours et Dupuytren ont opéré souvent le grand-père, le père et le petit-fils.

M. Maunoir vit la femme, le fils, le grand-père, l'oncle, la tante et plusieurs cousins du côté paternel être affectés de cataracte.

Vidal de Cassis, M. Bouisson, ont cité des observations curieuses d'hérédité de varicocèle. (Pour tous ces faits. V. Farrat, Thèses de Montpellier, 1848, *passim.*)

Enfin, l'apoplexie, c'est un fait vulgaire, est ordinairement héréditaire. Remarquons toutefois qu'elle se présente assez fréquemment dans des familles atteintes d'autres maladies cérébrales, ce qui la fait rentrer dans le cas des maladies chroniques que j'ai signalées comme le plus aptes à présenter l'influence de l'hérédité.

Il me reste à examiner le dernier terme de ma définition : l'hérédité dispose à une maladie *analogue* à celle des parents.

Et par là j'ai indiqué un des points les plus importants de l'histoire de l'hérédité pathologique, je veux parler de la question de la transmutation des maladies, grande question qui a été soutenue avec conviction par Baillou, Bouvart, Astruc et Portal, et qui de nos jours encore a trouvé des champions recommandables, au premier rang desquels se place M. Lugol.

Ici, Messieurs, se présente avec toute son importance la distinction de l'État et de l'Acte morbide, de l'affection et de la maladie, l'un des dogmes fondamentaux de la doctrine médicale de l'École de Montpellier.

Pour ce qui est de la transmutation des actes morbides ou des maladies, en prenant ce mot dans le sens que lui donne l'École de Montpellier, il n'y a pas là de difficulté sérieuse.

Ainsi, que le fils d'un homme phthisique à 30 ans succombe, dans son enfance, à une méningite tuberculeuse, tandis que son frère succombera plus tard à une péritonite tuberculeuse aussi, — je n'hésite pas à voir, dans ces faits, un exemple de transmission héréditaire. — Les maladies sont différentes, il est vrai, mais l'affection est la même, et cette affection est évidemment une diathèse tuberculeuse, diathèse dont les manifestations varient suivant diverses circonstances, telles que l'âge, les conditions ordinaires de la vie, etc.

Qu'un père qui, dans son enfance, a eu des engorgements glandulaires au cou, donne le jour à des fils dont l'un ait un impétigo du cuir chevelu, et l'autre le carreau ; ici encore les maladies diffèrent, tout en procédant d'une source commune, la scrofule.

Qu'une mère hystérique ou même atteinte seulement de cet état nerveux vague, si bien désigné à cause de cela sous le nom de *mobilité nerveuse*, que cette mère donne naissance à une fille folle et à un fils épileptique ; encore dans ce cas, les maladies sont dissemblables, mais elles peuvent toutes, aux yeux d'une observation intelligente et réfléchie, être ramenées à une cause unique, sorte de diathèse nerveuse, éminemment transmissible par la génération.

Mais que les États morbides, que les affections elles-mêmes, puissent par le seul fait de leur transmission héréditaire se transformer complétement et éprouver une véritable transmutation, la question devient plus grave et commande un sérieux examen.

Quand on considère les autorités sous le patronage desquelles se présente cette question, et les faits sur lesquels s'appuyent ces autorités, il me paraît impossible d'y répondre d'une manière absolument négative.

Lues venerea, et strumæ, et elephas, aliquid habent cognatum, a dit Baillou.

On sait avec quel zèle et quelle conviction Astruc a cherché à démontrer, dans son savant ouvrage sur les *maladies vénériennes*, que le vice scrofuleux n'était autre chose que le vice syphilitique dégénéré, thèse qui a été soutenue, en 1836, à Strasbourg, par M. Charles Bœrsch, et à Lyon plus récemment, par M. Francis Devay.

Bouvard et surtout Portal regardent les scrofules des enfants comme dérivant de l'affection vénérienne des parents. (V. M. Levy, t. I, p. 147). M. Baumès (*Précis des diathèses*) a quelque tendance à admettre cette transformation, tout en cherchant à restreindre la généralisation admise par les précédents observateurs.

M. Lebert, dans un travail très-étendu sur les maladies scrofuleuses et tuberculeuses, a nié la possibilité d'une pareille transformation (V. Baumès, 107).

« Envisager, dit-il, les scrofules, comme provenant, dans la généralité des cas, d'une syphilis modifiée et transmise, comme telle, des parents aux enfants, est une hypothèse purement gratuite. »

C'est entre ces opinions extrêmes que se place M. Baumès.

Les raisons d'ailleurs sur lesquelles s'appuie M. Lebert, laissent beaucoup à désirer.

Je résume ici l'opinion de M. Baumès (p. 108).

« Puisque la diathèse syphilitique, à une époque avancée de son existence, porte particulièrement son action sur ce qu'on appelle *tissus blancs*, il n'y a rien d'extraordinaire à ce qu'un père, par exemple, qui engendre au moment où il est en proie à cette phase avancée de la syphilis, puisse transmettre à ses descendants une susceptibilité, une disposition de ces tissus telle que, favorisée par l'influence de certaines mauvaises conditions hygiéniques, elle imprime à ces tissus une grande tendance à se laisser fluxionner, à s'engorger, à devenir, en un mot, le théâtre de phénomènes morbides semblables aux manifestations de la diathèse scrofuleuse, dont il serait bien difficile de les distinguer; » — et plus loin : — Il ne serait pas impossible que les descendants d'individus ainsi affectés finissent par offrir les traits d'un *véritable scrofuleux*.

M. Baumès est, avant tout, et par dessus tout praticien ; comme théorie, il n'ose pas affirmer franchement une opinion éminemment controversable, puisqu'elle se confond avec les problèmes les plus obscurs de la pathogénie diathésique. — Mais, comme pratique, on le voit porté à admettre une influence que presque tous les praticiens répandus admettent avec nous. Voilà pourquoi les scrofules des enfants de syphilitiques sont plus ordinairement traités par les préparations mercurielles et aurifères que les autres, et cela parce que l'expérience a prouvé que chez eux la maladie, plus invétérée, plus tenace, avait besoin d'un traitement plus énergique que celui d'une simple et bonne hygiène.

Mais y a-t-il ici une véritable identité? Peut-on dire que la scrofule ne soit que la syphilis dégénérée? Je répondrai tout à l'heure, après avoir examiné d'autres prétendues transformations qui prépareront l'élucidation de ce difficile problème.

L'affinité qui rapproche la gravelle et la goutte, et celle plus intime encore qui lie les scrofules et la phthisie pulmonaire ont été remarquées depuis longtemps.

Quelques faits et quelques explications sont, ici, indispensables.

On a vu des goutteux donner naissance à des enfants qui ont eu plus tard la gravelle, et réciproquement des personnes atteintes de la gravelle engendrer des enfants goutteux.

Je suis le médecin d'une dame dont le père a été tourmenté par la goutte pendant toute sa vie, et qui, sans avoir eu elle-même la goutte, a déjà éprouvé plusieurs attaques de coliques néphrétiques.

Ces faits viennent à l'appui de la manière de voir de M. Cruveilhier, qui, considérant que les concrétions goutteuses sont composées d'urate de soude et de phosphate de chaux, que les urines des goutteux sont souvent rouges et surchargées d'acide urique, et qu'enfin des accès de goutte sont quelquefois terminés ou par ces dépôts critiques ou par des graviers, M. Cruveilhier, dis-je, s'est attaché à faire ressortir, dans son *Anatomie pathologique*, la parenté qui rapproche la gravelle de la goutte. (V. art. *Goutte,* Dict. en 30 v., p. 216, par Ferrus.)

Mais, ici, sont-ce deux affections ou deux maladies (acte morbide) différentes? J'incline vers cette dernière opinion qui assigne pour cause à ces manifestations diverses une seule et même diathèse, la *goutte*, avec des manifestations variées.

Pour ce qui est de la phthisie et des scrofules, on connaît cet aphorisme : *Phthisis est scrofula pulmonum.*

Et ici encore, sans confondre entièrement ces deux maladies, l'observation permet de les rattacher à une cause commune, à un type unique dont elles ne seraient que des expressions plus ou moins spéciales.

La comparaison de la scrofule et des tubercules a donné lieu à trois opinions qui s'appuient toutes trois sur des raisons plausibles :

1° Il existe deux diathèses, l'une scrofuleuse, l'autre tuberculeuse; bien que très-distinctes, ces deux diathèses coïncident fréquemment (Lebert);

2° Il y a identité complète entre ces deux diathèses, qui n'en forment à proprement parler qu'une seule, en sorte que tout tubercule est scrofuleux (Lugol);

3° La diathèse scrofuleuse a une existence propre et peut se manifester par des tubercules; mais ce produit accidentel a souvent d'autres origines que la diathèse scrofuleuse. (Milcent.)

MM. Rilliet et Barthez, dans leur grand ouvrage sur les *Maladies des enfants*, se rangent entièrement à l'opinion de Lugol, qu'ils complètent cependant en mettant en lumière les caractères spéciaux de ce qu'ils appellent *les phlegmasies scrofuleuses*. Comme lui, ils admettent que la diathèse scrofuleuse, ou *scrofulo-tuberculeuse*, donne indifféremment naissance aux tubercules et aux phlegmasies scrofuleuses. — Il y a des écrouelleux qui n'ont que des phlegmasies ; il en est d'autres qui n'ont que des tubercules. Cependant les deux lésions sont le plus souvent réunies sur le même individu. (P. 320.)

Reconnaissons, en effet, Messieurs, avec Lugol, que la scrofule et la phthisie pulmonaire règnent dans les mêmes familles et y amènent toutes deux la même mortalité.

Presque tous les scrofuleux ont des tubercules dans les poumons.

Est-ce à dire cependant qu'il y ait, ici, identité de nature, ou, comme nous disons à Montpellier, identité *affective ?*

L'affirmation ne saurait être absolue.

Je m'abuse peut-être, Messieurs; mais il me semble que le difficile problème que soulèvent ces différences dans les résultats des transmissions héréditaires, recevrait plus d'une fois sa solution par l'examen complet de toutes les circonstances relatives à ces faits. — Il importe surtout de ne pas regarder exclusivement celui des parents qui a transmis la maladie, mais il faut considérer aussi l'autre parent et rechercher la part qu'il a pu avoir dans la modification du germe transmis ; il faut rechercher également quelles sont, dans les circonstances propres au donateur et dans les circonstances propres au légataire, les influences qui ont pu favoriser ces modifications.

C'est avec cet esprit de patiente et consciencieuse analyse qu'il faut aborder le dernier point dont nous avons à nous occuper : je veux parler de la question de la transmutation de la syphilis en scrofule.

Si la phthisie pulmonaire et l'affection scrofuleuse ne peuvent être réduites d'une manière absolue à un seul et même état morbide, à plus forte raison est-il impossible de confondre celle-ci avec la maladie vénérienne.

La cause spécifique et le traitement spécifique aussi de la syphilis en forment, au premier abord, une individualité morbide parfaitement distincte, malgré les analogies qui la rapprochent de la scrofule sous le rapport du siége anatomique ou des tissus qu'affectent ces deux diathèses.

Que répondre cependant au docteur Devay, qui, résumant les idées des médecins qui l'ont précédé dans cette voie et s'appuyant sur des recherches personnelles, pose hardiment la proposition suivante :

« L'influence occulte héréditaire du virus vénérien est la cause la plus puissante, sinon l'unique, des maladies qui atteignent les classes pauvres, et par-dessus tout de la diathèse scrofuleuse. »

Que répondre à M. Bærsch, qui va plus loin encore et qui s'efforce de rendre le virus vénérien responsable de la production du tubercule, du cancer, des dartres, de la carie des os, etc. ?

Répondre, Messieurs :

1° Que de même que, dans la période de réparation, le pus des chancres n'est plus inoculable, il arrive un moment, dans la durée des syphilis constitutionnelles, où les mercuriaux ne réussissent pas exclusivement et quelquefois même ne réussissent pas du tout, et qu'alors l'iodure de potassium et les préparations d'or produisent souvent les meilleurs effets ; — qu'il paraît que, dans les pays chauds, l'usage du gayac ou de la salsepareille a quelquefois réussi et qu'il a suffi pour amener la guérison de véroles invétérées; — en sorte que, dans certaines conditions de durée et de traitement, le virus vénérien peut perdre ce qu'il a de spécifique, pour ne plus subsister qu'à l'état de dyscrasie humorale scrofuleuse ou dartreuse, suivant les conditions particulières de constitution, de tempérament que présente l'individu ;

2° Que ce qui se passe chez un individu pris isolément permet de concevoir les transformations que subit le virus syphilitique dans sa transmission héréditaire, d'autant mieux qu'ici, aux modifications qu'il a pu subir dans l'organisme de l'individu même qui en est infecté, il faut joindre les combinaisons auxquelles il est exposé au contact des dispositions d'âge, de sexe, de tempérament et de diathèse propres à l'autre facteur du produit de la génération ;

3° Qu'alors même qu'il en serait de la syphilis héréditaire comme de la syphilis acquise, et que la première pourrait, dans certains cas, de même que la seconde, revêtir les masques les plus divers, il n'en résulterait pas le moins du monde que la scrofule, les dartres, le cancer, le tubercule, etc., ne soient jamais que des effets multiples d'une seule et même cause : le virus vénérien dégénéré. — La saine théorie et la saine pratique protesteraient à l'envi contre l'exclusivisme d'une pareille conclusion.

Voilà, Messieurs, ce que j'avais à vous dire sur la difficile question de la transformation des vices héréditaires. Je ne me flatte pas de l'avoir définitivement élucidée, mais au moins trouverez-vous, je l'espère, dans les développements et les appréciations que je vous ai présentés, quelques éléments pour juger les opinions diverses qui se partagent la science.

Il me reste à vous parler maintenant des lois qui président, non plus à la transmission, mais à l'éclosion, au développement des germes héréditaires ; c'est ce que je ferai dans la prochaine leçon.

Résumons-nous.

L'hérédité a de tout temps attiré l'attention.

Nous la définissons : la transmission directe ou indirecte et par voie de génération d'une *disposition* à une maladie pareille ou analogue à celle des parents.

Nous distinguons les maladies héréditaires et les maladies connées.

La transmission peut être directe, ou indirecte à travers une génération (hérédité par saut).

Importance de la notion des *maladies latentes* pour expliquer ces faits.

De toutes les maladies, les maladies chroniques sont celles qui sont le plus héréditaires : névroses et diathèses.

L'hérédité peut transmettre la même affection sous des formes différentes.

HÉRÉDITÉ (SUITE).

MESSIEURS,

Notre dernière leçon a été entièrement consacrée à l'étude des divers modes de transmission des *germes morbides héréditaires*. Aujourd'hui nous avons à rechercher les *lois* qui président au *développement* de ces germes, et à déduire les *conséquences pratiques* de toutes les considérations précédentes.

Pour ce qui est du développement des états morbides héréditaires, on peut établir d'une manière générale qu'il a lieu d'ordinaire à l'époque où les mêmes affections ont coutume de se manifester, lorsqu'elles n'ont point été transmises par la génération.

Ici, nous voyons apparaître l'influence pathogénétique des âges, influence qui se combine avec celle de l'hérédité pour amener la réalisation des prédispositions morbides transmises par la génération.

L'âge, considéré en lui-même, n'est pas une véritable cause de maladie; mais, par suite des modifications vitales et des prédominances organiques qui correspondent aux principales époques de la vie, l'âge devient une véritable cause occasionnelle pour la mise en jeu des prédispositions congénitales ou acquises.

C'est ce qui arrive en particulier pour les prédispositions héréditaires.

Ainsi Hippocrate, qui avait parfaitement saisi la direction des mouvements vitaux dans ses rapports avec les grandes périodes de la vie humaine, a très-bien vu que l'enfance est caractérisée par une extrême susceptibilité nerveuse encéphalique, et par une activité non moins remarquable des voies digestives. De plus, à un point de vue plus général et plus compréhensif, le jeune âge présente une excitation marquée de l'acte nutritif ou plastique.

Or, Messieurs, c'est à cette époque qu'éclatent les diverses formes de la scrofule. La diathèse tuberculeuse qui, à cet âge surtout, tient de si près à la précédente, se manifeste aussi souvent; mais sa localisation est merveilleusement en rapport avec la suractivité des parties supérieures. C'est la méningite tuberculeuse, maladie qui n'a été bien étudiée que depuis peu de temps et dont l'année dernière je vous ai démontré, dans cette même enceinte, le redoutable pronostic.

Dans l'adolescence, l'acte nutritif conserve encore une grande énergie, mais c'est la poitrine qui devient le siége des prédominances vitales et organiques : la cage thoracique s'élargit, les poumons se développent, le sang s'artérialise davantage.

En même temps un nouveau sens s'éveille dans les deux sexes; de là, une excitabilité nerveuse particulière, excitabilité qui, souvent aggravée par de coupables habitudes, joue un rôle immense dans la pathologie de la puberté.

Les affections héréditaires qui correspondent à cet âge, et, on peut le dire, aux deux grandes directions des actes vitaux de cet âge sont, vous le savez, la phthisie et l'épilepsie, et, chez la femme, l'hystérie.

Dans l'âge adulte, le développement des forces vitales se fait d'une manière plus régulière et plus harmonique, quoique en réalité bien moins active. *Corpus in loco stat,* disait Hippocrate. La résistance organique se perfectionne par suite du complet développement des appareils anatomiques. C'est l'époque des diathèses humorales, de la goutte, du rhumatisme, de la gravelle et de l'apoplexie.

Les grands travaux, les mille préoccupations de l'ambition disposent aussi, dans l'âge adulte, au développement de l'aliénation mentale.

Enfin, aucun de vous n'ignore combien cette période est vraiment critique, chez la femme, par suite de la suppression de la fonction menstruelle.

Jusqu'alors l'hémorrhagie périodique avait joué, pour ainsi dire, dans l'organisme féminin, le rôle d'un émonctoire naturel, émonctoire auquel les Anciens attachaient une importance plus générale que ne le font les Modernes : les Anciens disaient que la matrice était une des voies par lesquelles s'opérait la *purgation des humeurs peccantes*. Certes, mon intention n'est pas de ressusciter un langage à jamais ridiculisé par les sarcasmes de Molière; mais je ne crains pas d'affirmer que ce langage, emprunté à des théories sur lesquelles j'ai eu plus d'une fois occasion de m'expliquer, s'inspire de faits cliniques, de faits d'observation d'une haute importance.

Ainsi, nous voyons tous les jours des femmes, dont la santé s'était soutenue plus ou moins bien tant que les règles avaient coulé, dater de la cessation de celles-ci toute une ère de maux.

On sait combien sont fréquentes à cette époque les dégénérescences cancéreuses de l'utérus, soit qu'elles apparaissent pour la première fois, soit que, contenues et pour ainsi dire silencieuses jusqu'à ce moment, elles fassent alors des progrès alarmants.

Beaucoup de femmes qui, portant héréditairement le germe de la phthisie pulmonaire, avaient échappé à la réalisation de cette maladie, ou, mieux encore, car c'est le cas le plus commun, avaient passablement toléré la présence des tubercules dans leurs poumons, sont prises, après la ménopause, d'hémoptysies redoutables, et voient l'affection tuberculeuse faire chez elles de rapides progrès.

Je connais un triste exemple de ce que j'avance.

Il y a quelques années, j'ai donné des soins à une dame qui est morte, âgée de plus de 60 ans, d'une phthisie pulmonaire tuberculeuse bien caractérisée, phthisie dont la marche fatale fut précipitée par des hémorrhagies pulmonaires copieuses et répétées.

Or, la fille de cette dame, qui avait toujours eu ce qu'on appelle dans le monde une *poitrine délicate*, mais qui, malgré des revers de fortune, de grands chagrins et une vie laborieuse et semée de privations, avait joui jusqu'à l'âge critique d'une santé convenable, eut à cet âge des hémoptysies terribles, jointes à d'autres symptômes, qui accusèrent une phthisie au second degré. J'ajoute que, peu avant la ménopause, une tumeur dure (arrondie et accompagnée d'élancements douloureux) s'était développée dans le tissu cellulaire d'un des seins de cette demoiselle, tumeur dont la nature me parut éminemment suspecte.

Ce que je dis ici de la phthisie pulmonaire, je pourrais le dire aussi des affections dartreuses et des aliénations mentales.

Tant que la fonction menstruelle s'accomplissait, elle était pour l'organisme de la femme ce que sont pour les machines à vapeur les soupapes de sûreté ; elle servait de régulateur et souvent même de crisè aux actes anormaux qui tendaient à s'établir, aux mouvements fluxionnaires qui menaçaient tel ou tel organe, et qui, en s'y établissant, auraient pu y préparer et y organiser de fâcheuses dégénérescences.

Cette fonction se dérange et finit par s'éteindre, après des oscillations souvent bien longues, et aussitôt ces prédispositions morbides, restées jusqu'alors impuissantes et silencieuses, et que plus d'une fois l'art se flattait d'avoir annihilées, ces prédispositions, débarrassées de l'antagonisme physiologique qui les contenait, s'éveillent et donnent lieu aux plus graves maladies.

Nous aurons occasion de revenir plus tard sur ces faits ; je n'ai voulu que les signaler.

Mais vous voyez déjà l'influence des conditions personnelles au sexe se combiner avec celle de l'hérédité, et modifier à certains égards la loi en vertu de laquelle les maladies transmises par la génération apparaissent à l'époque ordinaire du développement de ces mêmes maladies, lorsqu'elles n'ont rien d'héréditaire.

Il n'y a, en effet, rien d'absolu dans cette loi, et ce que fait ici la ménopause, par exemple, dans d'autres circonstances, les passions ou le genre de vie le feront à leur tour.

Ainsi, quoique l'aliénation mentale héréditaire ou acquise soit généralement une maladie de l'âge mûr, on voit souvent la disposition congénitale à cette redoutable maladie réalisée, dans l'adolescence, par une passion violente.

Je connais une dame chez laquelle ce germe de famille se développa alors qu'elle était encore fort jeune, et pendant la première année de son mariage.

Que de fois, Messieurs, la phthisie ne devance-t-elle pas la dernière période de l'adolescence, sous l'influence de coupables habitudes, d'un excès de travail dans les vastes ateliers, d'une alimentation insuffisante, etc. !

Mais une des circonstances qui agit le plus efficacement sur l'évolution des germes morbides héréditaires, c'est, si je puis ainsi parler, le degré d'activité de ces germes.

Je m'explique.

Qu'un individu prédisposé à la phthisie, mais ayant d'ailleurs une bonne constitution, épouse une femme vigoureuse et d'un tempérament bilioso-sanguin, si les deux époux sont jeunes l'un et l'autre, il est infiniment probable que le germe transmis à leurs enfants n'aura qu'une très-faible activité.

Il en sera tout autrement, au contraire, pour les enfants issus de parents âgés, déjà tuberculeux l'un et l'autre, et d'une santé déjà gravement compromise.

Il est facile de voir qu'entre ces deux extrêmes, il y a sous le rapport des transmissions héréditaires plusieurs degrés.

Eh bien ! dans le dernier cas, la disposition congénitale, au lieu d'*attendre patiemment,* comme dit Stahl, l'époque habituelle de son évolution, au lieu même de se développer à l'âge où elle a germé chez les parents qui l'ont transmise, chose qui arrive d'ailleurs souvent ; — dans ce cas, dis-je, la prédisposition morbide éclate presque toujours d'une manière prématurée. C'est ainsi que l'on voit beaucoup d'enfants emportés par la phthisie pulmonaire; et la goutte elle-même, la goutte, qui semble former le triste apanage de l'âge mûr et de la vieillesse, a attaqué plus d'une fois des jeunes gens.

Concluons donc, Messieurs, de toutes les considérations précédentes que si, dans certains cas, les germes transmis par la génération peuvent se développer spontanément et par leur propre force, dans un plus grand nombre de cas ce développement ne saurait s'accomplir sans le concours d'autres prédispositions, telles que l'âge, le sexe, la manière de vivre, etc. ; et ces prédispositions n'ont du reste elles-mêmes rien d'absolu dans leur action et se combinent avec l'hérédité d'une manière très-variable.

Messieurs, nous venons de passer en revue et de classer, autant qu'il nous a été possible, les principaux faits qui se rattachent à la transmission des germes morbides par la génération et à leur développement.

Arrivés à ce point, nous avons franchi la limite de la pathogénie, l'affection existe dans le système vivant, et elle y existe non plus simplement à l'état de virtualité qui ne menace que l'avenir, mais à l'état d'acte morbide compromettant immédiatement la vie.

Nous ne devons donc pas aller plus loin sur ce sujet, si nous voulons ne pas sortir du cadre de cet enseignement.

Actuellement donc, Messieurs, négligeant à dessein tout ce qu'il y aurait d'intéressant à dire encore sur le diagnostic et le pronostic des maladies héréditaires, j'arrive aux conclusions pratiques de tout ce que j'ai exposé jusqu'à ce moment, c'est-à-dire au traitement des maladies héréditaires.

Or, l'indication majeure du traitement consiste à prévenir la transmission de ces virtualités redoutables, ou du moins, à en atténuer de plus en plus la force, dans l'acte même qui les transmet.

Vous voyez, dès l'abord, Messieurs, l'importance qu'acquièrent ici la *prophylaxie* et les notions de l'Hygiène.

Cette idée, l'indication majeure dont je viens de parler, a été parfaitement formulée par Petit. (*Grand dict. des Sciences méd.*, t. XXI, p. 77).

Par le seul fait de la génération, on peut à volonté, pour ainsi dire, dégrader ou perfectionner les races des animaux domestiques.

Pour bien saisir toute la fécondité de ce principe, il faut voir le parti qu'en tire tous les jours la physiologie comparée, en réduisant le croisement des espèces animales à des règles certaines et presque invariables.

Il y a, en effet, comme le remarque M. Flourens, un art de conserver la pureté des races, de les modifier, de les altérer, et d'en produire même de nouvelles. (*Résumé analyt. des obs. de Cuvier sur l'instinct et l'intelligence des animaux*, p. 113).

Ainsi tout le monde sait que les races animales *perdent* peu à peu tous les attributs de leur force et de leur puissance, et descendent aux conditions d'espèces inférieures lorsqu'on néglige de recourir à ces accouplements salutaires qui renouvellent le sang et réparent les forces.

M. Richard rapporte dans son *Histoire naturelle de l'homme*, que, dans certains lieux élevés de la Colombie où l'on élève des chevaux, on a remarqué que la race s'est abâtardie faute d'avoir été renouvelée par des croisements convenables, et que, malgré les conditions excellentes des pâturages au milieu desquels vivent ces chevaux, leur taille a diminué et leur poil est devenu plus rude et plus touffu.

Par contre, à l'aide d'un croisement judicieux, on parvient à former des races nouvelles, que l'agriculture utilise aujourd'hui.

Permettez-moi, Messieurs, de mettre sous vos yeux quelques échantillons curieux de ce que je viens d'avancer.

Avant les remarquables expériences de Bakevell, cette branche de l'agriculture qui consiste dans la manière d'élever les bestiaux et dans l'amélioration progressive des races, était complétement négligée en Angleterre.

Le fermier de la paroisse de Dishley, par un art purement empirique, mais puisé cependant à la notion instinctive du principe physiologique que je signale, est parvenu, après quinze ans de patients et laborieux essais, à montrer une *race nombreuse* de bœufs dont la tête et les os étaient réduits aux plus petites dimensions, les jambes courtes, la panse étroite, la peau fine et souple; tandis que la poitrine était vaste, l'intervalle qui sépare les hanches, largement développé, et les masses musculaires si considérables, qu'elles formaient à elles-seules plus des deux tiers du poids de l'animal. Bakevell, d'après Royer-Collard, qui nous fournit ces détails, ayant jugé les cornes des bœufs inutiles et dangereuses, créa des variétés complétement dépourvues de cornes. (V. Royer-Collard, *Organoplastie hygiénique, Mém. de l'Acad. roy. de Méd.,* t. X, p. 488.)

Voilà pour une espèce, les bœufs; voici pour les moutons :

En 1791, dans la ferme de Seth-Wright, une

brebis mit bas un jeune mâle, qui, sans cause connue, se trouva avoir le corps plus long et les jambes plus courtes que le reste de sa race; les jambes de devant étaient crochues.

La conformation de cet animal le rendait incapable de sauter par-dessus les clôtures; on voulut tenter de propager la particularité qui le distinguait, et l'expérience réussit; on obtint une nouvelle race de moutons, que l'on nomma, d'après la forme du corps, la *race loutre*. Lorsque le père et la mère appartiennent à cette race, les agneaux qui en naissent héritent de cette particularité de formes. C'est à ce qu'il paraît un fait constant. (V. Richard, *Hist. nat. de l'homme*, t. I, p. 61.)

Non-seulement le volume et la forme des organes, mais les qualités qui leur sont imprimées par l'éducation ou le perfectionnement sont transmissibles par la génération chez les animaux.

Tout le monde sait, tant le fait est vulgaire, le prix attaché à certaines races de chevaux; com bien en Arabie, en Angleterre, en France, on apporte de soin dans l'amélioration des individus sur lesquels on expérimente, afin d'obtenir des rejetons qui possèdent les qualités qu'on veut imprimer aux générateurs ; enfin, quelle sollicitude on met dans nos contrées à écarter toute mésalliance des races supérieures et à les conserver toujours pures.

Parmi les faits curieux rapportés par M. Prosper Lucas, je trouve le suivant, extrait du *Manuel des Haras* de Pichard.

Il s'agit du célèbre *Éclipse,* ce cheval prodigieux, dont les forces, l'haleine, la vitesse étaient telles, qu'avec un poids de 12 stones ou d'à peu près 70 kilogrammes, il laissait sans peine à double distance tous les plus forts chevaux connus de l'Angleterre qui couraient contre lui pour le prix du roi, et qui, pour les autres prix, ne rencontra jamais d'adversaire en état de les lui disputer.

Éclipse, nous dit M. Lucas, était issu de *Marsk*, fameux coureur, et il donna le jour à une foule de produits d'une vélocité presque égale à la sienne. Telle était la renommée de ses productions, que l'on vint à payer sa monte jusqu'à mille guinées, et que le propriétaire était même, à ce prix, forcé de réduire le nombre des juments à saillir. Le *Grand Éclipse,* comme Pichard l'appelle, vivait encore en 1784 à Epsom, où cet auteur le vit cette année même. Son propriétaire, M. O'Kelly, lui avait fait élever, au milieu de son jardin, une superbe rotonde qui ressemblait plutôt à un beau salon qu'à une écurie. Ce cheval, alors âgé de 22 ans, avait tous les jours, rien que pour sa litière, 20 bottes de paille fraîche, et, par une excentricité tout anglaise, quatre petits jokeys en grande tenue le servaient à la fois; le maître groom, toujours en livrée, se tenait debout, et *il n'était pas permis de se couvrir en présence du cheval.*

Sous cette extravagante exagération qui caractérise quelques-uns de nos voisins d'Outre-Manche, le respect prescrit à l'égard d'*Éclipse* renferme une vérité. — Quel motif, Messieurs, trouver à cette bizarre sollicitude, que penser de cette vénération fantasque, si ce n'est qu'on révérait dans l'animal qui en était l'objet, la souche d'une race de coureurs dont la noblesse et les qualités précieuses causent tant d'orgueil aux amateurs de Sport? (V. Farrat. Thèses de Montpellier, 1848.)

Qui ne connaît enfin, Messieurs, le nombre considérable de races formées par les espèces animales que l'industrie humaine a pu soumettre à la domesticité, comparativement à la diversité presque nulle observée dans les mêmes espèces animales demeurées à l'état sauvage ?

L'espèce canine, qui est devenue la compagne fidèle de l'homme sous toutes les latitudes, présente un nombre infini de races et de variétés transmissibles par la génération. Le chien de berger, vigilant et agile ; le chien de chasse, ce compagnon de nos plaisirs, joignant à la vitesse la délicatesse exquise de l'odorat ; le kig'scharles, au poil long et soyeux, et toutes ces nombreuses variétés peuplant nos cités et nos demeures, sont autant d'êtres artificiels, que nos besoins et nos mille fantaisies ont obtenus de la nature et qu'elle maintient par la génération.

Au rapport de la Condamine, les Indiens de la Guyane savent créer des races admirables de perroquets, et ils varient à leur gré le plumage de ces oiseaux.

Réaumur affirme avoir répété quelquefois des expériences de ce genre.

Dans l'Ariége, on est parvenu à produire des variétés de chardonneret dont la grosseur peut atteindre celle de la colombe.

Mais il y a plus, Messieurs, et l'on peut perpétuer, par la génération, dans certaines espèces animales, des habitudes qu'on aura fait prendre dans l'originc aux parents, à l'aide d'une éducation particulière.

Pour me borner à un exemple, M. Roulin rapporte, dans les *Annales du Muséum*, qu'il a observé dans la Colombie le développement d'un nouvel instinct, dans une race de chiens employés à la chasse du *pécari* (sanglier ou cochon sauvage). L'adresse du chien, dit-il, consiste à modérer son ardeur, à ne s'attacher à aucun animal en particulier, mais à tenir toute la troupe en échec. Or, parmi ces chiens, on en voit maintenant qui, la première fois qu'on les mène au bois, savent déjà comment attaquer ; un chien d'une autre espèce se lance tout d'abord, est environné, et, quelle que soit sa force, il est dévoré en un instant. — *La circonspection de ces chiens si habiles chasseurs est un fait héréditaire.* (*Mémoires du Muséum,* t. VII, p. 201.)

C'est sur des exemples de ce genre, qu'il me serait facile de multiplier, que repose cette autre loi de l'économie animale : *l'habitude devient pour la race une seconde nature.*

Enfin, Messieurs, une dernière loi que nous devons à la physiologie comparée est la suivante :

Chaque espèce tend à reconquérir ses caractères propres, lorsque les circonstances qui l'avaient fait dévier de son type primitif cessent de peser sur elle.

M. le docteur Roulin nous fournira encore un remarquable exemple de cette tendance générale.

Par suite de l'habitude vulgaire en Europe de traire la vache, du moment où elle devient féconde jusqu'à celui où elle ne l'est plus, habitude incessamment mise en pratique chez toutes les vaches d'Europe, depuis un temps immémorial, — leurs mamelles ont pris une ampleur extraordinaire, le lait y afflue alors même que le nourrisson est enlevé, et l'on peut dire que tant que les vaches Européennes sont fécondes, la sécrétion du lait est une fonction permanente de leur économie.

Or, l'habitude de traire les vaches pendant toute la durée de leur fécondité ayant été interrompue en Colombie, par suite de l'abondance du bétail, il a suffi de quelques générations, remarque M. Roulin, pour que l'*organisation, libre de contrainte, remontât vers son type normal.*

Cette observation prouve d'une manière péremptoire que la permanence du lait chez nos vaches d'Europe n'est qu'une habitude, devenue par des transmissions héréditaires successives une loi nouvelle de l'économie animale.

Eh bien! Messieurs, il me semble que toutes ou presque toutes ces lois de la physiologie comparée sont susceptibles d'heureuses applications à la question qui nous occupe.

Ce n'est pas cependant, Messieurs, qu'en établissant ce parallèle entre la zoologie et l'anthropologie, je veuille mettre ces sciences sur le pied d'égalité; ce n'est pas que je méconnaisse l'incommensurable abîme qui sépare l'homme, roi de la création, des espèces organiques qui s'en rapprochent le plus, sous le rapport de leur structure matérielle. Une si monstrueuse confusion n'a jamais été, que je sache, commise dans cette École, et, s'il m'est permis de dire ici toute ma pensée, je ne comprendrai jamais qu'elle puisse être formulée dans une société chrétienne.

Mais, Messieurs, ce qui assure la prééminence de l'homme sur tout ce qui l'entoure, c'est la force morale et intellectuelle qui l'anime. Pascal l'a dit :

« Ce qui fait notre dignité, c'est la pensée, c'est de là qu'il faut nous relever. »

Notre gloire, Messieurs, notre gloire impérissable, je me plais à vous le redire, sûr de l'écho que je trouve dans vos cœurs, c'est la conscience de notre supériorité morale, c'est le noble sentiment qui dictait ces sublimes paroles :

« Tyran, tu peux enchaîner mon corps, jamais tu n'enchaîneras mon âme. »

Quant à la force plastique qui préside à la fonction nutritive, elle présente dans la série animale des analogies physiologiques et pathologiques qu'il est impossible de méconnaître, et dont il ne peut être raisonnablement interdit à la médecine de faire ses profits.

En effet, Messieurs, les diverses races de l'espèce humaine ne sont que des variétés d'un type commun et primitif produites par l'influence prolongée des agents extérieurs et devenues permanentes par une série de transmissions héréditaires. C'est ce qui a fait dire à Buffon, qui, le premier dans les sciences, a posé ce grand principe :

L'homme blanc en Europe, noir en Afrique,

jaune en Asie et rouge en Amérique, n'est que le même homme teint à la couleur du climat.

Non pas que le grand naturaliste réduise à une seule les causes des grandes variétés de l'espèce humaine ; il en admet au contraire trois :

La première est l'influence du *climat ;*

La seconde, qui tient beaucoup, dit-il, à la première, est la *nourriture ;*

Et la troisième, qui tient peut-être encore plus à la première et à la seconde, ce sont les *mœurs.*

Et la preuve capitale que Buffon donne de l'unité de l'espèce humaine, c'est que toutes les races humaines peuvent s'unir ensemble et propager en commun la grande et unique famille du genre humain.

Il va sans dire, qu'il ne s'agit ici que de l'unité physique ou plutôt physiologique du genre humain, car, ainsi que le remarque très-bien M. Flourens, « l'unité de l'homme est surtout dans l'unité de l'esprit, dans l'unité de l'âme de l'homme. — L'âme de l'homme est partout la même. — Je retrouve partout les mêmes vertus, les mêmes passions, les mêmes espérances, les mêmes craintes. »

Mais au point de vue de l'histoire naturelle pure, le fait physique ou, pour parler plus exactement, le fait physiologique *qui résout toute question d'unité d'espèce, est le fait de la fécondité continue.* (Flourens, *Travaux et idées de Buffon*, p. 164 et seq.).

La génération apparaît donc tour à tour, dans ce grand fait des races humaines, et comme perpétuant ou consacrant pour ainsi dire des divergences fortuites ou accidentelles, et aussi comme ramenant toutes ces divergences, toutes ces variétés à leur type commun, unique et primitif.

Ce que la génération fait pour maintenir les grandes variétés de l'espèce humaine, elle l'opère également pour des races moins importantes.

Ainsi les nations qui, depuis des siècles, habitent les hauteurs des Andes, dans l'Amérique du Sud, ont la poitrine bien plus développée et les poumons bien plus larges que les tribus des pays plats. En sorte que cette particularité de constitution, effet primitif de circonstances locales, est aujourd'hui transmissible par la génération.

Or, Messieurs, et c'est là où je voulais en venir, il en est des maladies héréditaires comme des variétés organiques et physiologiques ; elles ne sont que des déviations du type primitif, déviations fortuites, étrangères à ce qu'il y a d'essentiel dans la trame originelle de l'organisme, et susceptibles d'être corrigées par un mélange intelligent des races poursuivi pendant plusieurs générations.

Voulez-vous une preuve sans réplique à l'appui de ce principe fécond? je la puiserai dans l'excellent ouvrage de Fodéré, sur le goître et le crétinisme.

Voici, d'après ce grand praticien, l'ordre le plus constant que suit la propagation du crétinisme :

» 1° Si un mâle goîtreux, fils de goîtreux, à demi crétin, épouse une femme aussi demi crétine, leur enfant est tout à fait crétin ;

» 2° Si, au contraire, un mâle, crétin au 2e degré, épouse une femme bien constituée de corps et d'esprit, de cette union naîtra un enfant qui ne sera que fort peu crétin ; et si celui-ci s'allie, comme son père, l'enfant qu'il engendrera sera encore moins crétin que lui ; et ainsi successivement, en croisant toujours les races, le crétinisme pourra s'éteindre tout à fait dans cette famille; mais si les races ne continuent pas à se croiser, et que, au contraire, le fils épouse une femme aussi crétine que lui, alors l'enfant ressemble au grand-père et non au père. »

C'est que, comme le dit très-bien Devay, qui a traité cette question avec beaucoup de détail, *le sang a horreur de lui-même* dans le mariage, et, de même que le grain récolté dans un champ n'y trouve plus les conditions d'une belle germination, ainsi l'espèce humaine a besoin d'un sang nouveau pour produire de vigoureux rejetons.

Où seraient, je vous prie, nos grandes familles aristocratiques si, par des vues, il est vrai, plus financières que physiologiques, elles n'avaient le soin de se recruter par des alliances nouvelles et par des noms nouveaux ? Elles se seraient éteintes rapidement.

Les nobles Portugais, qui ne forment d'union qu'entre eux pour conserver ce qu'il appellent fièrement *la pureté du sang*, sont presque tous devenus stupides, et Fodéré a fait la même remarque pour les Juifs d'Italie.

Les faits de ce genre attestent la haute sagesse de la loi chrétienne, qui interdit le mariage entre certains degrés de parenté. Cette loi n'est pas seulement une loi morale qui rend simples et faciles dans une famille des rapports nécessaires, qui sans elle pourraient néanmoins être pleins de périls, elle est aussi une loi éminemment physiologique, en ce sens qu'élargissant le cercle des unions matrimoniales, elle tend par cela même à améliorer la race.

Mais, me direz-vous peut-être, quel rapport y a-t-il entre ces idées et les vôtres, et voulez-vous donc que, comme l'espèce chevaline, l'espèce humaine ait ses haras et ses étalons?

Telle ne saurait être ma pensée. Je sais trop combien les intérêts moraux dominent dans l'humanité les intérêts physiologiques, et combien toute atteinte à la liberté de l'homme amoindrit gravement sa dignité.

Aussi, ne puis-je me ranger à l'opinion formellement exprimée par Corvisart, par Marc, par M. Lugol et d'autres encore, opinion que j'entends répéter quelquefois autour de moi, et en vertu de laquelle la loi devrait interdire le mariage aux individus scrofuleux et cancéreux, etc.

Il n'y a qu'une objection à faire à cette loi, c'est qu'elle est impossible, et que l'humanité serait descendue bien bas le jour où elle la subirait.

Mais, Messieurs, au lieu de trancher ainsi le nœud gordien, comme font tous les utopistes, ne pourrait-on pas le dénouer? Ne pourrait-on pas le dénouer tout en conservant le respect dû à la liberté humaine avec l'intérêt de la santé des familles ?

La chose est difficile, très-difficile sans doute, mais elle ne me paraît pas impossible, et c'est à la médecine, c'est-à-dire à la science des réalités pratiques de la vie, qu'est réservé l'honneur de l'accomplir.

Plus la civilisation agrandit son empire, plus la science sociale fait des progrès, et plus le rôle de la médecine s'élève.

Eh bien, Messieurs, c'est à elle qu'il appartient de dire aux familles, qu'il est beau sans doute de rechercher, dans les unions matrimoniales, les traditions de vertu et d'honneur, qui font la gloire et assurent le bonheur des maisons ;

Qu'il est juste de rechercher, dans ce grave contrat, ces avantages pécuniaires, qui, sans être la source du bonheur, en sont cependant une des conditions ;

Mais qu'il est nécessaire, qu'il est indispensable que les conditions physiologiques des époux soient prises en très-sérieuse considération, parce qu'après la vertu, la santé est le plus précieux des biens de ce monde, et qu'en un certain sens la santé est un des éléments de la vertu.

Voilà, Messieurs, les idées que la médecine doit vulgariser, parce quelles sont fécondes pour le bonheur des individus aussi bien que pour la prospérité des États.

Or, Messieurs, l'application de ces idées à la Thérapeutique prophylactique des maladies héréditaires se résume dans le conseil suivant, donné, il y a déjà longtemps, par Mercatus :

Uxorem aut virum quærere qui temperie, modo substantiæ et fere in omnibus individualibus conditionibus, dissideat longis intervallis ab uxore. — Sic enim à generatione in generationem delitescat magis sigillum hæreditarium, vincens inculpatum semen, ac prævalens supra vitiosum et prave affectum.

Ce que l'on peut traduire par ces mots :

L'époux doit chercher une épouse dont le tempérament, la constitution et presque toutes les conditions individuelles (idiosyncrasie) soient très-dissemblables des siennes propres. — De cette façon, d'une génération à l'autre, on verra s'épurer le type héréditaire, qui saura vaincre les vices originels et corriger les germes morbides les plus mauvais.

On peut déduire du principe posé par Mercatus

deux règles particulières relatives au mariage des personnes qui sont atteintes de dispositions aux mêmes maladies héréditaires.

Il faut opposer les tempéraments.

Il faut opposer les maladies.

Par l'antagonisme raisonné des tempéraments, on modifie ce qu'ils ont d'extrême, et l'on produit des tempéraments vraiment *tempérés*, qui ne sont plus en rapport avec les dispositions héréditaires liées aux tempéraments primitifs.

Ainsi, on devra unir un tempérament nerveux à un tempérament sanguin, un tempérament lymphatique à un tempérament bilieux.

Mais il faut aller plus loin, et comme, dans la réalité pratique, il est impossible d'interdire le mariage à tout individu porteur d'un germe morbide quelconque, comme il est d'ailleurs bien peu de familles où il n'y ait aucune disposition morbide traditionnelle, il faut mettre en antagonisme ces dispositions elles-mêmes, de manière à ce qu'elles se neutralisent l'une par l'autre.

C'est dans ce sens que Pujol disait, dans son langage par trop métaphorique :

« Le feu d'une tête chaude doit être tempéré par

les glaces d'une tête froide ; un poumon humide et un poumon sec, un poumon délicat et un poumon robuste et peu irritable, doivent, par l'union matrimoniale, donner des poumons moyens et solides, qui seront également éloignés du spasme et de l'atonie, des obstructions chaudes et des froides, de l'inflammation et de l'hydropisie..... »

Et Portal ne pensait pas autrement quand il disait :

« Pourquoi ne pas chercher dans des familles à la fibre solide et à physique pour ainsi dire impossible, des individus pour unir à ces machines frêles et délicates qui ne se meuvent presque que par des convulsions ? Il faut toujours, si l'on veut obtenir un produit moyen, réunir par les mariages le plus et le moins, le trop et le peu, l'excès et le défaut. »

Ainsi, pour parler un langage plus précis que celui de Pujol et de Portal, s'agit-il de marier une jeune personne disposée héréditairement à l'aliénation mentale ? il faut lui donner pour époux un homme d'un tempérament lymphatique et sanguin.

Est-il question d'une fille à poitrine étroite et portant le germe héréditaire de la phthisie, qu'on lui choisisse un mari à poitrine large et à constitution vigoureuse.

Une personne disposée aux maladies asthéniques épousera avantageusement un individu dans la famille duquel les maladies habituelles auront un caractère opposé.

En persévérant pendant plusieurs générations dans ces croisements intelligents de tempéraments, de constitutions et de dispositions morbides, on modifiera sûrement l'acte plastique, l'acte formateur, dans sa tendance initiale, et l'organisme tendra de plus en plus à se débarrasser de ces dispositions accidentelles et acquises pour remonter enfin à son type primitif et normal.

Il en sera de toutes les maladies héréditaires, comme nous avons vu qu'il en était du crétinisme soumis à la loi féconde du croisement.

A l'exemple du crétinisme, en effet, j'en pourrai ajouter d'autres, mais pour en finir aujourd'hui avec ce sujet, je me borne à vous dire que ces idées sur la prophylaxie des maladies héréditaires ont été soutenues par des hommes tels que Stahl, Bordeu, Pujol, Baumes. C'est assez vous dire si elles méritent d'être prises en sérieuse considération, et si nous devons nous efforcer de les faire pénétrer dans les familles, si intéressées à les mettre en pratique.

Cependant, Messieurs, nous ne nous dissimulons pas que ces idées sur l'utilité du mariage pour arriver à l'extinction des germes morbides héréditaires seront longtemps à faire leur chemin dans le monde. — D'ailleurs, l'homme est tous les jours atteint de maladies susceptibles de devenir héréditaires, et nos conseils ne s'adresseront jamais qu'à un nombre borné de familles assez intelligentes pour les comprendre et assez aisées pour les pratiquer.

Il est donc impossible à la thérapeutique de s'arrêter à ce point que j'appelle la *prophylaxie de l'espèce*. Il faut qu'elle pourvoie à la *prophylaxie de l'individu*, seule question de médecine préventive sur laquelle l'homme de l'art est quelquefois consulté aujourd'hui.

Quand un enfant vient au monde, si sa mère est atteinte ou menacée de quelque diathèse héréditaire, il importe qu'elle ne continue pas par l'allaitement l'influence qu'elle a déjà exercée sur son fruit et dans l'acte même de la génération et pendant les neuf mois de la grossesse. Il faut donc confier le nouveau-né à une nourrice, dans les conditions dynamiques ou organiques les plus propres à annihiler chez le nourrisson, les germes héréditaires, et il faut qu'avec ces qualités propres à la nourrice, tout concoure vers le but désiré. Ainsi l'enfant d'une mère pâle, lymphatique, tuberculeuse, aura une nourrice brune, d'un tempérament bilioso-sanguin ou même nervoso-sanguin, d'une belle conformation de la poitrine ; et au lieu de faire venir la nourrice chez eux, les parents enverront leur enfant à la campagne. Là, il respirera un air plus pur, et la vie des champs, jointe à une nourriture restaurante, donnera au lait de la nourrice des qualités fortifiantes, qu'il n'aurait pas, au milieu de la vie oisive et dans l'atsmosphère souvent malsaine de la cité.

Une seconde remarque relative à l'allaitement des enfants disposés aux maladies héréditaires, c'est que cet allaitement doit être continué chez eux plus longtemps que chez les autres, et cela à cause de la faiblesse relativement plus grande de leurs organes digestifs, faiblesse qui rend plus difficile, pour eux, la digestion et l'assimilation des aliments solides.

Pujol (de Castres) rapporte qu'il a retiré des résultats tout à fait inespérés de l'allaitement prolongé. Il a fait teter jusqu'à 3 et même 4 ans des enfants nés dans un *état pitoyable*, si bien que, dans les derniers temps, deux nourrices suffisaient à peine à chacun de ces enfants. Ceux-ci toutefois ont puisé, dans cette lactation prolongée, une force et une vigueur inattendues.

On ne saurait croire à quel degré un sevrage précoce est funeste aux enfants, et combien d'entre eux succombent, par ce seul fait, à des maladies intestinales aiguës, combien aussi trouvent, dans une alimentation grossière et hors de proportion avec leurs forces digestives, une cause puissante de rachitisme, de scrofule, de carreau, etc.

En principe donc, un enfant né de parents délicats ou malades ne devra être sevré que vers le 30e mois, époque où, la première dentition accomplie, l'enfant pourra broyer les aliments.

Voilà pour l'allaitement; mais ici l'allaitement n'est, pour ainsi dire, qu'une partie, qu'un moyen d'une méthode de traitement. Celle-ci doit commencer avec la vie pour ne finir presque qu'avec elle; elle se résume dans cet aphorisme : *contraria contrariis*, aphorisme qui est aussi bien la loi de la prophylaxie de l'individu que celle de la prophylaxie de l'espèce.

Tout individu qui a reçu avec la vie un germe héréditaire doit être, autant que possible, placé dans des conditions de climat, d'alimentation et de genre de vie différentes de celle qui ont favorisé, chez ses parents, les maladies dont il redoute lui-même le développement.

Ainsi les sujets disposés, soit à l'affection scrofuleuse, soit à la tuberculisation, habiteront un climat sec et chaud ; ils prendront une nourriture composée de viandes grillées ou rôties, de légumes frais, de fruits bien mûrs, d'un peu de bon vin ; ils feront usage des bains de mer, des bains sulfureux et même des bains de rivière ; ils mèneront une vie constamment mais modérément active, feront de l'exercice en plein air, et ne prendront aucune profession qui les oblige, soit à une vie trop sédentaire, soit à de grands efforts de voix, etc.

Cette règle de conduite est d'une haute importance pratique, lorsque les personnes auxquelles elle s'adresse sont assez heureuses pour pouvoir la suivre.

Entre autres exemples rapportés à l'appui de

cette règle par Petit, je citerai les deux suivants :

Les nègres présentent une partie des caractères organiques qui constituent une prédisposition physiologique à la scrofule ; mais tant qu'ils restent sous le ciel brûlant de l'Afrique, cette prédisposition ne se réalise pas. Qu'ils soient transportés au contraire sur le ciel froid et brumeux de l'Europe, qu'ils s'y nourrissent de pommes de terre et s'y abreuvent de bière, et ils ne tardent pas à être envahis par la diathèse scrofuleuse.

L'autre exemple que j'emprunte à Petit est relatif à une jeune personne de 22 ans qui, bien qu'elle eût tous les caractères généraux de la scrofule et qu'elle eût la voix très-grêle, avait toujours joui en Italie d'une parfaite santé.

Cette jeune personne, étant allée à Paris dans l'été, occupa dans cette ville un appartement peu aéré, y mena une vie plus sédentaire et y suivit un régime moins tonique qu'elle n'avait habitué. Cependant sa santé se soutint jusqu'à l'automne, époque à laquelle se déclara une phthisie tuberculeuse, qui l'emporta au printemps suivant.

Le médecin expérimenté qui rapporte ce fait, n'hésite pas à penser que cette jeune fille n'aurait pas été malade si elle était restée en Italie ; et qu'elle se serait même rétablie si l'on avait pu l'y renvoyer au début du travail tuberculisateur.

Il ne faut, en effet, jamais oublier que quoique l'hérédité soit une des prédispositions morbides les plus graves, elle a souvent besoin du concours d'autres causes pour produire ses effets, en sorte que seule et dépourvue de leur action synergique, elle reste souvent impuissante.

Toutefois, Messieurs, il faut en convenir parce que l'observation nous le démontre tous les jours, les précautions les plus intelligentes ne suffisent pas toujours à conjurer le développement des maladies héréditaires. — Nous voyons à tout moment, dans les hautes classes de la société et malgré les conditions hygiéniques les plus favorables, des jeunes gens moissonnés par la phthisie et des femmes jeunes encore emportées par le cancer.

Voilà pourquoi j'ai tant insisté tout à l'heure sur la nécessité d'attaquer le fléau des maladies héréditaires dans l'acte même qui le transmet.

J'ai fini, Messieurs, ce que j'avais à vous dire, dans ces leçons préliminaires, sur cette grave et intéressante question de l'hérédité morbide; ce sujet reviendra souvent sous nos pas, mais les notions que je viens de vous donner suffiront, je l'espère, pour vous faciliter l'intelligence des applications diverses que nous aurons à en faire.

TABLE DES MATIÈRES.

PREMIÈRE LEÇON.

DEUXIÈME LEÇON.

TROISIÈME LEÇON.

QUATRIÈME LEÇON.

Montpellier. — Typographie de Pierre GROLLIER, rue des Tondeurs, 9.

FACULTÉ DE MÉDECINE DE MONTPELLIER.

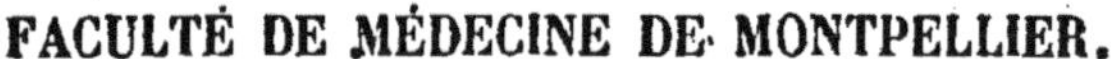

COURS D'HYGIÈNE.

Semestre d'été 1863.

INTRODUCTION A L'ÉTUDE DE L'HYGIÈNE,

OU

LEÇONS SUR LA CAUSALITÉ MÉDICALE

DANS SES RAPPORTS AVEC LA SCIENCE HYGIÉNIQUE

(Professées à la Faculté de Médecine de Montpellier);

PAR

Le Dr Henri GUINIER,

Professeur-Agrégé à la Faculté de Médecine de Montpellier, Membre de l'Académie des Sciences et Lettres (Secrétaire de la section de Médecine), de la Société de Médecine et de Chirurgie pratiques et de la Société médicale d'Émulation de la même ville; ancien Chef de Clinique médicale, etc.;

SUPPLÉANT DU PROFESSEUR RIBES.

MONTPELLIER,

CHEZ COULET, LIBRAIRE, GRAND'RUE.

1864.

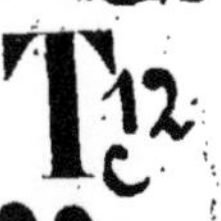

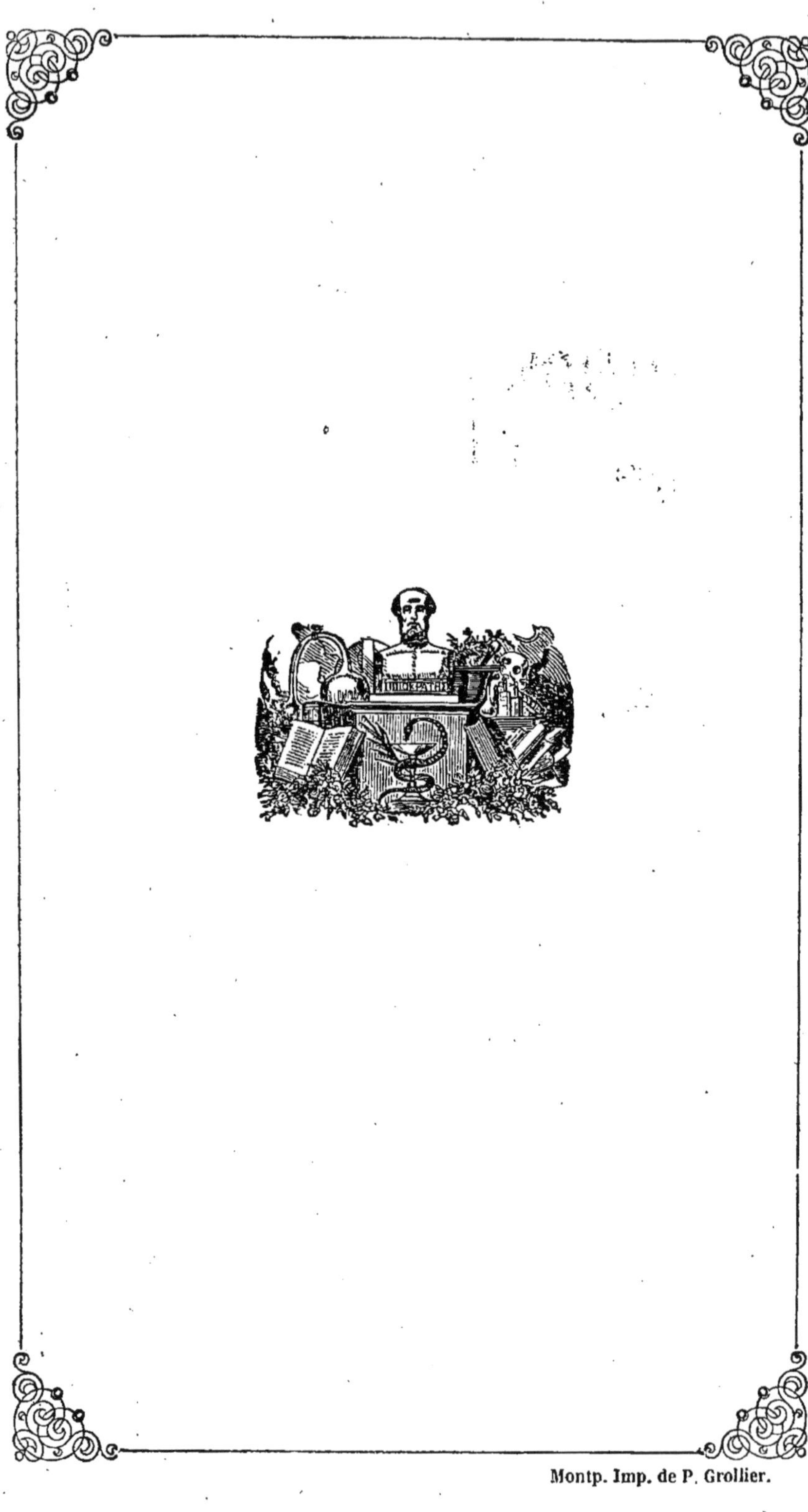

Montp. Imp. de P. Grollier.

www.ingramcontent.com/pod-product-compliance
Ingram Content Group UK Ltd.
Pitfield, Milton Keynes, MK11 3LW, UK
UKHW020248250726
13967UKWH00004B/1563

9 782011 778437